U0059820

本書隻字不談高深的樂理，也不多談嚴肅的醫學、藥學，
乃是暢談「幸福人生的態度」！
諸多詩歌背後的創作心境與思考方式，正是現代人最好的心靈處方，
可以讓一個人的生活帶來喜樂、平安與智慧。

詩歌，
是一種抗憂鬱劑

——40帖帶來幸福的心靈處方

施以諾 著

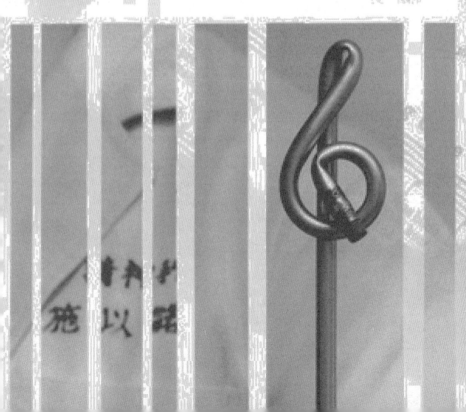

本書《詩歌，是一種抗憂鬱劑》所得版稅
全數奉獻作為
「沙崙玫瑰司琴學院」
之創設與運作基金，
甚願音樂成為這個世代的祝福與心靈處方。

詩歌音樂，
讓生活**沒有錯誤**

以諾一直是最得我心的好學生，在本行，他能做一位教學、研究都很傑出的精神科職能治療師。而他和我一樣醉心音樂，篤信基督，不停寫作，讓我一直相信他是上帝派遣到我身邊幫我完成一些理想的使者。

他的作品特色是雋永感人，我讀過許多，也在我自己的書中引用許多，一如他平日為人，謙柔溫遜，總帶著一抹微笑，很受同事和學生們喜愛，讀者們翻閱這本書後就會瞭解這種感覺，彷彿在溫煦的冬陽中看到光明和希望。

也就是這 40 帖從心得力的心靈處方，以諾用他音樂治療的學術專長，加上基督信仰的力量，為病人掃除

憂鬱的陰霾，帶來陽光和希望。詩歌，在聖經中就用來撫平人們心靈的傷痛，鼓舞人們生命的鬥志，現代人卻忘了詩歌音樂的功效，轉而依賴藥物。事實上，心病需要的是心醫，也就是心靈處方——諮商或安慰也許更有效。而詩歌或音樂取代了語言，比多餘的話語還要簡單實際。來療癒內心深處的創傷，以諾在這本書中舉了很多實例，對病人的憂鬱而言，是垂手可得的福音。

　　Friedrich Wilhelm Nietzsche（1844-1900）說：「沒有音樂，生活是錯誤的。」（Without music, life would be an error.）今天，我們生活發生了許多錯誤，可能就是亡了心（忙），亡了眼（盲），忙到忘了生活還有那麼多的美好，忙到看不見、聽不到周遭生活中，上帝給我們賞心悅目的禮物，所以有些人就憂鬱了！以諾在這本書中提醒我們，詩歌音樂可以抗憂鬱，帶來平安喜樂，讓生活不再有錯誤。就讓我們用這40帖「心靈處方箋」從心得力吧！

江漢聲
輔仁大學校長

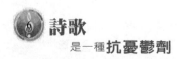

詩歌
是一種**抗憂鬱劑**

醫學與信仰的
雙重角度談音樂

以諾在國立臺灣藝術大學中國音樂學系講授「音樂治療」的課程，已有很長的一段時間。在學生的眼中，他是一位富有教學熱誠、樂於分享、教學生動活潑且有內涵的好老師，因此，在每學期末的課程教學評量成績上，他總是以極優異的成績獲得學生一致的肯定。

在坊間，有關詩歌的著作，大多偏重在描述作者創作的背景、動機與理念，少有以音樂治療的延伸運用角度切入。以諾以精神科治療師的身分撰寫了這本《詩歌，是一種抗憂鬱劑》，從醫學與信仰的雙重角度，來探索隱藏在詩歌背後作曲家的創作情境，及歌詞內容

對人們身心健康的幫助。相信在您讀完這40帖從心得力的心靈處方後，您對人生的態度與觀念必然會有所改變。

林昱廷

國立臺灣藝術大學中國音樂學系教授暨系主任

三條線的祝福

因為天韻與施達雄牧師多年深厚的關係，我「算是」看著以諾長大的。雖然看到的時間幾乎沒有，看得最多的是他的作品：無論是透過網路的〈小牧童說故事〉，或是一本又一本暢銷的書籍。每次看到「施以諾」三個字的時候，不自覺會有一種期待；他是一個很有「心情」、很有使命感的作家——正如他久病卻不懈怠的牧師父親一樣。

上帝總是巧妙地在生命中穿針引線。以諾從小受到父母在信仰、音樂方面的薰陶，由於父親生病而選擇習醫的他，也承襲了父親手中的那一支筆，平易近人地將生活中的點點滴滴，化作了滋潤心靈的養分。這本新

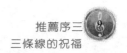

書——藉著詩歌、精神科治療師、作家這三條線的交織——帶來了生命中的喜樂、寧靜與方向。

詩歌的故事總是讓人回味。一首作品，能跨越時空，在另一個人的境遇中，產生適時的安慰、提醒和光亮；逆轉了困境，突破了重圍。這算不算是神蹟？我不知道；但是，詩歌真的有如上帝差派的小天使，它們隨處傳遞著天上來的愛與希望，是一個事實。

在這個重度憂鬱的世代，以諾作為精神科治療師，沒有被強大的無力感征服，還能分享給人幸福的心靈處方；因為他有出路！他在書裡所寫的故事所悟的道理，所整理的貼心叮嚀，都是他親身體驗人生的致勝之道。精心調配的這40帖良方，服了，幸福就是你的！

葉薇心
天韻作詞人、金曲獎得主

詩歌
是一種**抗憂鬱劑**

先處理「心情」，
再處理「事情」

身為一個精神科的治療師，我很喜歡向大眾分享一個觀念——**先處理「心情」，再處理「事情」**。可不是嗎？當我們心情對了，心情開朗、平和了，很多事情處理起來就會比較順手，或至少看在眼裡也會比較順眼。

這本《**詩歌，是一種抗憂鬱劑：40帖帶來幸福的心靈處方**》是我一直想寫的書，當中舉了許多詩歌背後的故事與歌詞的深意。雖說書名充滿了音樂氣息，但與其說它是一本「談音樂」的書，倒不如說它是一本「談生活態度」的書；書中分享了許多詩歌創作者的生活態度與信仰觀，是廿一世紀現代人很好的參考。

過去數十年來，曾有許多前輩撰寫談論詩歌的書，寫得都非常精闢。包括神學博士施達雄牧師年輕時所寫

的《詩歌中的信息》，姜建邦所編譯的《聖詩史話》，管風琴家陳茂生教授著的《天籟傳真情》，長老教會李景行牧師寫的《音樂與崇拜》，以及顧明明姊妹在網路上所編寫的《古今聖詩漫談》，這些都是相當難得的好作品，也為我在寫這本書時，提供了很好的啟發與參考資料。

　　而上述那些談論詩歌的卓越著作，作者們不是音樂家就是牧師；相對於過去由音樂家、牧師的角度來寫談論詩歌的書，敝人這本《詩歌，是一種抗憂鬱劑》，乃傾向從我一個精神科治療師的醫學角度，來暢談詩歌對人身心健康的助益，我希望強調：詩歌，不只是一種藝術、一種娛樂、一種創作，更是一種「療癒」。而若從醫學、信仰的雙重角度來看詩歌的創作故事，將可為這些信息作出另一番溫馨而有趣的詮釋。

　　可不是嗎？不同於一般的音樂，詩歌不只是一門藝術，更是一種「療癒」；而療癒的關鍵，就在於它背後所帶出的信息。這本書算是我的私房心靈筆記，書中分享許多從小到大助我良多的詩歌；但本書重點不在「談音樂」，乃在於「談生活態度」。

　　生活態度若對了，「心情」就會好；心情若好了，許多「事情」處理起來就會更加順利。願我們都能有更加幸福、美好的人生。

您的朋友 施以諾

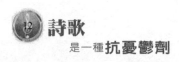

詩歌
是一種**抗憂鬱劑**

目錄

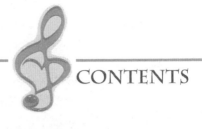

CONTENTS

詩歌
是一種**抗憂鬱劑**

PART 2 帶來「寧靜」的心靈處方

18 詩歌
是一種**抗憂鬱劑**

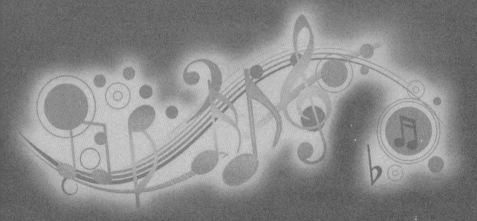

PART 1
帶來「**喜樂**」的
心靈處方

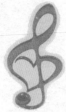

善用「認知行為療法」
——聖詩〈祢真偉大〉的療癒

您常覺得自己碰到倒楣的事嗎？其實，所謂「倒楣」與否，端看每個人的心境。

試想，如果有一天，您外出郊遊時恰恰碰上了傾盆大雷雨，您通常會作何反應？一般人不外乎會有這樣的反應：

「哎呀！真倒楣。」

「今天的天空真是糟糕透頂。」

「唉！什麼鬼天氣嘛！」

不過，同樣的一場雨，有些人看在眼裡，卻可以有完全不一樣的解讀。

十九世紀末，一位瑞典的牧師外出郊遊，就碰上了這麼場傾盆大雷雨；然而，他的反應卻截然不同。他看

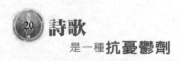

著天空，居然讚嘆了起來：「大自然的威力真是奇妙！是何等的一位造物主，居然能創造出如此變化多端而美麗的世界！」

這位瑞典牧師名叫包博格（Carl Boberg, 1859-1940），他將那天出外郊遊時所看到之傾盆大雷雨的心境寫成一首詩歌，後來竟大後歡迎。那首詩歌就是知名的聖詩〈祢真偉大〉（*How Great Thou Art*）。

這首詩歌的歌詞是這麼寫的：

主啊，我神！我每逢舉目觀看，

祢手所造一切奇妙大工；

看見星宿，又聽到隆隆雷聲，

祢的大能，遍滿了宇宙中。

我靈歌唱，讚美救主我神，

祢真偉大！何等偉大！

這首詩歌的誕生，竟是源自於一次泡了湯的旅行！親愛的朋友，如果有一天，您外出郊遊時恰巧碰上了傾盆大雷雨，您會作何反應？被許多人視為是壞事的，看在某些人眼裡卻是美好的，卻是值得頌揚、讚嘆的。一切端看您我用什麼心態來看世界。

包博格牧師創作〈祢真偉大〉的典故，讓我想到

在泛心理治療中，有一種治療方式稱之為「認知行為療法」（Cognitive Behavior Therapy，簡稱CBT），意思是：面對同樣的環境，我們若能改變我們的「認知」方式改變我們的思考方式，換個角度來看同樣的事物、環境，我們的心情就會不一樣，我們就會活得更快樂。

包博格牧師的工作地點在教堂裡，他並不是精神科的治療師，因此他應該不知道什麼叫作「認知行為療法」，更不懂得如何執行這一套療法；但因著他美好的信仰根基，他卻將此心理治療的概念「活」得淋漓盡致，而這首詩歌〈祢真偉大〉也曾幫助了許多人。

換一種心境來看待神手所造的世界，換一種心境來體會日常生活中的各種大小事，您也可以在生活中看見許多美好之處，獲得許多驚喜與感動。

 【生活中的小建議】

有人說，「快樂」是一種抉擇，可不是嗎？換顆心看世界，必看到許多原先意想不到的驚喜與感動。

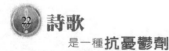

別讓自己天天「跨年」
──勝過「創傷後壓力症候群」的女孩

每一年的跨年夜，全球各地總是特別熱鬧！不知您曾否去瘋「跨年」？

說到「跨年」，這該是個快樂的代名詞；然而，我卻也聽過另一種說法。曾有個上班族對他的心理師說：「我天天都在『跨年』啊！」他是指自己天天都很快樂嗎？不！他接著說：「我天天都在『跨年』，因為我天天都覺得『度日如年』，毫無喜悅可言。」

這或許只是自我揶揄的講法，但某種程度上卻也可以反應出工商社會中，人們每天面對種種壓力之後的感受。壓力、挑戰、經濟……，真是讓許多小老百姓覺得「度日如年」。

而說到憂愁與傷痛，讓我想到一位詩歌創作者——林娜（Lina Sandell Berg, 1832-1903）。她因從小身體不好，因此封閉自己，不願與同儕相處；但她卻很倚賴父親，與父親的感情非常好。然而，她卻在廿六歲那年，目睹了自己的父親因意外而落海溺斃，整個過程，她全看在眼裡，幾乎要崩潰！據文獻紀錄，林娜悲慟了好長一段時間，心情完全沒有辦法得到平撫。

　　我們沒有辦法穿越時空去對近兩百年前的林娜作確切的心理評估，但林娜當年的這種情緒反應，若就今日的臨床角度而言，恐怕是一種棘手的狀況，這在醫學上有個專有名詞叫作「創傷後壓力症候群」（Post-traumatic stress disorder，簡稱PTSD），是常發生於一個人面對自己或親人經歷重大意外災害後，所產生的情緒與生理不適現象，往往需要相當漫長的輔導與療癒。因此，我們不難想像林娜當時身心所飽受的痛苦。

　　後來，在一次又一次的禱告中，林娜慢慢得到了力量，並漸漸走出了目睹父親溺斃的陰影。她甚至因此寫下了一首著名的詩歌〈每一天所度過的每一刻〉（*Day By Day*），她在歌詞中寫道：

詩歌
是一種**抗憂鬱劑**

每一天所度過的每一刻，我得著能力勝過試煉；

我倚靠天父周詳的供應，我不用再恐慌與掛念。

祂的心極仁慈無可測度，祂每天都有最好安排，

　不論憂或喜祂慈愛顯明，勞苦中祂賜安泰。

　　這首歌的歌詞，可以說是寫出了她藉由禱告，來到上帝面前得著醫治的心路歷程。由於歌詞切中了許多人的心坎，因此大受歡迎。就如同林娜一樣，許多人在憂鬱時，都會找尋信仰的慰藉。在醫院裡，曾有人問我：「您真的認為『禱告』對抒解壓力與憂鬱有幫助嗎？」

　　我的答應絕對是肯定的！在國外，已有許多醫學研究指出，禱告確實可以為身心健康帶來極正面的益處，成功達到排解憂鬱的效益。除此之外，禱告至少還可以發揮以下三種實質的作用：

　　1.禱告，可以帶來「自助」：

　　每個人都有缺點，我們往往不自知，但這些缺點卻也常讓我們無法適應某些環境。「禱告」很奇妙，可以讓人在過程中有「自省」的作用，進而看清、改進自己的缺點，使自己成為願意改變自己的人，成為更有競爭力的人，進而更能面對挑戰與壓力！此為「自助」。

2.禱告，可以帶來「人助」：

禱告，真的很奇妙。有時，您我的能力真是有限；但透過禱告，上帝可能會感動您身邊一些人，讓他們用一些意想不到的方式來幫助您。禱告，可以帶來「人助」！

3.禱告，可以帶來「天助」：

上帝是滿有慈愛與幽默感的！祂可能會親自為您調整環境，親自將您環境中的壓力源、障礙掃除掉！但先決條件是我們願意來到祂的面前，交託我們的憂慮與煩惱。

即便我是一位精神科治療師，但我也常有憂愁的時候。我的生活中也會有壓力、挑戰，但幾乎每一次當我禱告後，都會有意外的驚喜與轉變。

現代人心裡苦悶，許多人覺得「度日如年」，所以彷彿「天天都在跨年」。親愛的朋友，如果您也希望日日得著天助、自助、人助，非常歡迎您以禱告來到上帝的面前，一起經歷天父那「周詳的供應」，以及祂每天最好的安排。

詩歌
是一種**抗憂鬱劑**

【生活中的小建議】

每個人的一生或多或少都有創傷。禱告，是勝過「創傷後壓力症候群」的絕妙心靈處方！近年來，如果在醫學期刊搜尋網站 PubMed 鍵入 "pray"（禱告）這個字，居然還可以查到不少論文！足見許多研究已開始應證了信仰對人身心健康的助益。

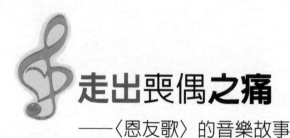

走出喪偶之痛
——〈恩友歌〉的音樂故事

我很喜歡一首常被用來安慰人心的詩歌〈恩友歌〉（*What a Friend We Have in Jesus*），這首歌的歌詞與旋律曾經安慰了無數人心。為何它對愁苦的人心竟能產生如此的共鳴？或許也和作者當時的創作心境有關。

這首歌是由一位名叫史克里芬（Joseph Scriven, 1819-1886）的年輕人所寫的。當年，在與所愛的未婚妻結婚前夕，未婚妻卻不幸意外溺斃。這是一個多麼沉痛的打擊！數年後，他慢慢走出傷痛，也再次談了戀愛，並與對方論及婚嫁，但他的未婚妻卻又忽然在他們籌備婚禮時病故。同樣的事，在他生命中竟然上演了第二次！但還好他是西方人，如果他是生長在當時傳統的華人社會，恐怕要被貼上「命中剋妻」的標籤了。

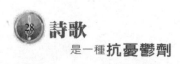

詩歌
是一種**抗憂鬱劑**

我們不知道他當時是否曾受到旁人類似「男版斷掌順娘」這樣的譏諷、閒話，但連續兩次經歷到婚前自己的未婚妻先後喪命的意外，我們不難想像史克里芬當時的心情，這是任何人都很難淡然以對的傷痛！

　　您相信嗎？在醫學上，這種「難過」有時是會要人命的！在一份統計研究中指出，「喪偶」是現代人生活壓力的「第一痛」，亦即它在生活壓力事件指數中排名第一！那種心痛的程度在統計學上，甚至高於生病、入獄等其他嚴重生活事件；甚至在臨床上已有一種情況稱之為「心碎症候群」（Broken heart syndrome），是指人可能在未有血管阻塞的生理情況下，因著過度的壓力與悲傷等嚴重心理衝擊而引起心臟病變。足見面對失去親人之悲痛，所可能帶來的身心殺傷力有多大！

　　但命運並沒有將這個悲傷的男人棄之不顧。本身是基督徒的史克里芬不斷地禱告，希望能夠抒解自己悲傷的情緒；在經過了一段時間後，他靠著信仰再度走出陰霾，並於1855年，將自己一路走來的心情轉折，寫成了這首〈恩友歌〉。其歌詞寫道：

> 何等恩友慈仁救主，負我罪孽擔我憂；
> 何等權利能將萬事，來到耶穌座前求！

多少平安屢屢失去，多少痛苦白白受，

皆因未將各樣事情，帶到主恩座前求。

曾受過傷的人，往往最知道怎麼安慰受傷的人。因為這首詩歌是在史克里芬極度難過的情緒中走出來後所寫成的，因此這首詩歌經過了一百多年，仍安慰無數悲傷者的心。

音樂，常能觸動人心，常能在某些時候發揮藥物與言語所不能及的果效，產生出安慰、感動人心的作用。因此，這首〈恩友歌〉越來越受人們喜愛，且總是讓聽者「樂」來越受感動。

我們是否常像作者史克里芬在歌詞中所說的：多少痛苦白白受，皆因未將各樣事情帶到主恩座前求；選擇獨自面對困難，而未將一切交託給主？願我們都能常與主，這位親密而有能力的朋友多多保持聯繫。

 【生活中的小建議】

醫學證實，聽某些適當的音樂可以增加人的 β 腦內啡（β-endorphin），讓人感到舒暢、愉快，甚至達到止痛的目的。

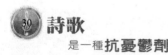

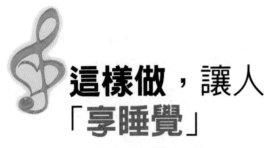

這樣做，讓人「享睡覺」

——交託，使人天天高枕無憂

　　紀慕爾博士（Dr. Joseph H. Gilmore, 1834-1918）是一位浸信會牧師，也是神學院的希伯來文學教授，後來更成了大學的英文教授。算起來，是一位典型的學者型牧師。

　　許多知名的牧師，都常有機會一邊旅行一邊講道，紀慕爾博士也不例外。1862 年，他在旅行的途中，順道應邀在一個週三的晚間，至某城市一處浸信會的禱告會擔任講員，講題是詩篇廿三篇。講完道以後，他似乎胸中仍不斷有靈感湧出，便隨手提筆寫下了幾句詩句，寫完後便與太太分享；之後，他也沒有多想，便把此事

淡忘了。而他太太卻瞞著他，將詩句寄給一家雜誌社，沒想到後來竟大受青睞！被改編成聖詩〈天父領我〉（*He Leadeth Me*），並且大受歡迎。紀慕爾的這首詩句寫道：

> 天父領我，日日領我，
> 天上慈父親手領我！
> 惟願跟隨不離右左，
> 因蒙主恩親手領我。

　　事後，當紀慕爾博士看到他過去隨筆所寫下的詩句竟成為大受歡迎的聖詩，還被收錄在詩歌本裡，心中充滿了驚喜與感動。

　　以紀慕爾博士的「文才」，他平生不知寫過多少篇詩作，但卻不見得對後世有多大的影響力；而他這麼一篇無心插柳的小作品，竟成為流芳後世的著名聖詩〈天父領我〉，且影響力可說遠遠高過紀慕爾博士其他的文學作品。上帝用人，實在幽默。

　　紀慕爾創作〈天父領我〉的創作靈感來自詩篇廿三篇的經文：「耶和華是我的牧者，我必不至缺乏，⋯⋯他使我躺臥在青草地上，領我在可安歇的水邊。」其中，我特別喜歡第二句話——我「必」不至缺乏！

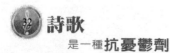

作者沒有說：我「應該」不至缺乏、我「希望」不至缺乏、我「也許」不至缺乏；而是說：我「必」不至缺乏！這是何等強大的信心！

這讓我想到台灣曾有媒體引述一份學術研究，提及台灣的失眠人口高達該調查樣本數的百分之廿八！意即可能有百分之廿八的台灣人有失眠的困擾，這比率僅次於美國，高居全球第二。人，為什麼會「失眠」？原因固然很多；然而，心中常為未來的事而愁煩，是許多人失眠的主因之一。甚至許多人明明眼皮已經非常沉重，但當躺在床上一想起那些瑣事，卻又總是輾轉難眠，無法安然入睡。明明生理上已經疲累得「想睡覺」了，但在心理上卻無法「享睡覺」。

如果，我們能夠像紀慕爾博士一樣，把信仰融入生活，就如同他所寫的歌詞「天父領我，日日領我，……蒙主恩親手領我」，學習把一切瑣事、愁煩交託給上帝，必能使我們的日子過得更高枕無憂。想一想，若有全能的造物主帶領著您我的一生，那是何等幸福的畫面。期盼您我的人生，都能有主的帶領，都能得以享受那出人意外的平安與喜樂，每天舒舒服服地「享睡覺」。

【生活中的小建議】

說到「失眠」，曾有醫者公開建議，睡前喝一
小杯溫鮮奶，有助於入眠。或許對不同人的效
果不一，但許多我身邊的人均表示此法甚佳，
想嘗試的朋友不妨一試。

詩歌
是一種**抗憂鬱劑**

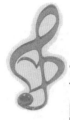

若上帝**愛她**，為何不**醫好她**？

——關節炎才女所活出的另類奇蹟

曾有位名為安妮（Annie Johnson Flint, 1866-1932）的才女，文采卓著，但在旁人眼裡卻過得有些坎坷。她三歲喪母，後來一度遭到寄養家庭的苛待，而後又被輾轉送給另一對夫婦收養。她真是位小才女，據說九歲時就能寫詩，少女時的她還能作曲、彈琴。

然而，她二十多歲時卻患了「類風濕性關節炎」（Rheumatoid Arthritis），此種病即便是在現今的醫學，都是很棘手的疾病，更何況是在近百年前，並沒有足夠的醫療知識、資源可以介入；過不多久，她的關節與骨骼就開始變形，痛苦異常；關節變形到甚至無法握筆寫

字，只能用打字機來緩慢地「敲」字。這時，有人勸她：「妳不是基督徒嗎？可以禱告請上帝醫治妳呀！」

於是，她開始奮力地禱告！然而，多年的時間過去了，上帝並沒有應允她與她親友們的祈求，並沒有如願醫好她這個公認的才女。許多人為她的遭遇而感到忿忿不平，覺得「若上帝愛她，為何不醫好她？」「這明明是個難得的才女，為何不能健健康康地被上天重用？」或也有人質疑，是否她對上帝的信心不足，所以才得不著醫治？然而，在清楚的禱告之後，安妮的結論卻是：「上帝對每一個人有不同的旨意，祂要每一個人用不同的方式榮耀祂；而上帝要彰顯的就是我的『軟弱』，祂要我用我的病痛來見證祂。」

於是，這位患了類風濕性關節炎的病人選擇順服上帝的旨意，繼續用創作來見證主的名。在某些人的眼裡，認為她很可憐，更有人為這樣一位才女感到不平！然而，後來她卻認為就像天氣一樣，上帝不可能讓每一天都是好天氣；祂得在不同地點、不同時候安排一些壞天氣，這整個世界才會變得更好！就像祂也必須安排某些人經歷苦難一樣。於是，她在關節變形、疼痛的病程中寫下了一首詩歌〈神未曾應許〉（*God Hath Not Promised*），這位才女在歌詞中說：

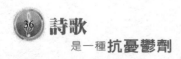

神未曾應許，天色常藍，人生的路途，花香常漫；

神未曾應許，常晴無雨，常樂無痛苦，常安無虞。

神未曾應許，我們不遇苦難和試探，懊惱憂慮；

神未曾應許，我們不負許多的重擔，許多事務。

神卻曾應許，生活有力，行路有亮光，作工得息；

試煉得恩助，危難有賴，無限的體諒，不朽的愛。

如果就音樂學的角度來看，這首詩歌可能不是一首太有音樂學術價值的曲子。然而，這首詩歌由一位禱告求醫治、卻遲遲未蒙應允的慢性病人寫來，卻一再感動了無數的人心！後來，這首詩歌被翻譯成多國語言傳唱，不只幫助了許多在病痛中的憂鬱人們，也激勵了無數的白領階級上班族。

類風濕性關節炎至今在醫學上仍是極為難纏的疾病，但我相信上帝絕對有能力醫治一位類風濕性關節炎的病人，那叫作「**神蹟**」。然而，讓一個人深受類風濕性關節炎所苦的時候，仍能不憤世嫉俗，還能造就旁人，甚至能讓一個病人在病痛中有這樣的心志，這叫作「**更大的神蹟**」。您說是嗎？

安妮是一位虔敬的基督徒，我相信這位才女後來去到了天堂，到達一處不需使用藥物的美境，享受那永恆

的美好；也因著她在病痛中所活出的生命見證，我深信天父必給她一個極大的冠冕，正如聖經所說的：「我們這至暫至輕的苦楚，要為我們成就極重無比、永遠的榮耀。」（林後四17）

這世上有許多勇敢活著的基督徒慢性病人，可能我們在一旁看了也要問：「若上帝愛他，為何不醫好他？」問題的答案，或許安妮已用她的生命見證為我們作了最好的解答。

 【生活中的小建議】

「關節炎」或許仍是一種棘手的疾病，但在醫學上，若能輔以專業的復健科職能治療、物理治療，仍可有效改善其預後品質。

詩歌
是一種抗憂鬱劑

這樣想，可以防止 **免疫力**降低

——聖詩〈這是天父世界〉的歌詞意境

前 一陣子，有媒體記者就「每天關機一小時行動」一事訪問我，原因是我在網路上響應了這項行動。

這個行動當時的確引起了我的共鳴。打開電視，看到部分公眾人物詭辯的言詞，看到種種不公義的現象，映入眼簾的盡是種種令人無奈與氣結的消息，的確不如少看為佳。甚至，我們會灰心地問：「這是什麼世界？」「這個社會怎會變成這樣？」

當然，一切也不見得這麼悲觀。這讓我想起了巴柏克（M. D. Babcock, 1858-1901）的故事。有一回，喜愛

旅行的巴柏克在一處大自然中，看著四周美麗的景色，頓時文思泉湧，便寫了以下的詩詞：

這是天父世界：小鳥長翅飛鳴；
晨光映暉，好花麗蔚，頌揚造物尊名。

這首歌，就是知名的聖詩〈這是天父世界〉（*This Is My Father's World*）。之後，他想到世上的種種紛擾與動亂，便又寫下了：

這是天父世界：求主叫我不忘，
罪勢凶狠，好像得勝，天父卻仍作王。

這首〈這是天父世界〉的曲風優雅而愜意，使聽者好似徜徉在大自然的風景之中，因而大受歡迎。我特別喜歡巴柏克接著的歌詞：「求主叫我不忘：罪勢凶狠，好像得勝，天父卻仍作王。」

當我們覺得這個世界謬論當道，覺得社會充滿了不公義，覺得似乎天理不存的時候，千萬不要忘了，造物主仍舊掌管這個世界，祂必會有其公義與美意。若能這樣想，心頭的重擔與忿怨就較能放下。

說到音樂與心情，讓我想起台灣媒體曾引述一項有趣的研究，提到德國法蘭克福大學的學者們針對一群合

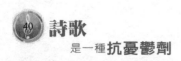

詩歌
是一種**抗憂鬱劑**

唱團員進行測試，竟意外發現「唱聖詩」除了可以抒解壓力、改善心情之外，甚至可以防止免疫力降低！

這樣的研究結果其實是合理的，因為當人處在壓力之下時，免疫功能確實可能下降；相對的，如果某些音樂可以抒解壓力，也就能間接達到防止免疫力降低的作用。

打開電視，常有令人不愉快的消息，而這些消息當中卻也有相當比例讓我們不得不去關注。的確，這個世界總有些事難免讓我們感到壓力、怨怨；下次當我們再灰心、無奈地自問：「這是什麼世界？」時，不妨提醒自己：「這是天父世界！」祂永遠掌管這個世界，而且祂永遠愛我們。若能常這樣提醒自己，心頭的重擔就會縮小許多；對情緒健康、對免疫力，都是好事。您說是嗎？

 【生活中的小建議】

提到免疫力，曾有醫者公開表示，「笑」可以增加免疫力！此說法可說是與本文所引述的理論有著異曲同工之妙。的確，保持一顆平安、喜樂的心，是維持健康的好方法。

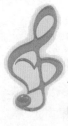

不用別人的眼光來定義自己

——老作曲家的長壽祕訣

以下的五個舉例，類似的情節是否曾經發生在您的身上？是否曾經深深地傷害了您的心？讓您耿耿於懷？

陳小姐因為同事惡毒地批評她的外貌，而感到受傷、自卑不已。

王先生在國中的同學會上，因著自己收入不如過去的同學而被人嘲笑，忽然覺得自己矮人一截。

李太太因為隔壁王太太諷刺自己的兒子課業表現不夠優秀，而氣結不已。

張同學常常因為某老師惡毒、情緒化的責備，而感到自卑。

吳先生更因常擔心、懷疑別人瞧不起自己，而對別人所說的一字一句變得敏感不已。

　　相信上述的情節，在現代的社會中相當常見。常有人會向我表達，他們在人際關係中曾受到諸如上述的傷害。偶爾，我會提供他們一個另類思考：「您覺得那些批評、嘲諷您的人，他們本身是怎麼樣的人？」通常說話會如此刻薄、勢利眼的人，往往也不會讓人對其有太正面的評價。

　　之後我喜歡提供一個思維：「既然如此，你何必在乎那些在你心目中不怎麼樣的人所講的話？何必用那種人所講的話為基準，來定義你自己存在的價值？」

　　可不是嗎？在社會上，許多人會因為別人批評、嘲笑自己的外貌、職業、表現，而感到自卑不已。但想一想，其實真的沒有必要。

　　不用別人的眼光來定義自己！當然，我是指那些情緒性、功利性的批評。試想，如果有些人總是習慣性地用負面的角度來批判別人，那是那些人的心理不夠健康，我們何必用那些不健康的論點，來定義我們存在的價值？

　　歷史上曾有個虔誠的信徒，名叫保羅，他是一個很有作為，卻也很豁達、怡然的人！他為何能活得如此

「豁達」？從他所談到的生活原則或可略窺一二，他曾對人們說：「我被你們論斷，或被別人論斷，我都以為極小的事；連我自己也不論斷自己，……判斷我的乃是主。」（林前四3）而在他的信仰中，上帝比那些愛論斷別人的人要「大」多了；上帝是一位慈愛的主，祂視我們每一個人有如寶貝。

想一想，如果連上帝都不會嘲諷、看不起我們了；如果連上帝都視我們如同寶貝了，我們又何必總是喜歡用別人的負面眼光來定義我們存在的價值？不用別人的眼光來定義自己！用更寬廣的心胸去面對那些不值得囤積在心裡的負面言詞，會讓您的生活更怡然、愜意。

最後，不禁又讓我想談到一位極為「長壽」的作曲家——李梅爾（Helen Howarth Lemmel, 1863-1961），她足足活了九十幾歲！這對一個生長在十九世紀中葉的人而言，可以說是相當難得的壽數。

為何她能活得這麼久？從現代醫學的角度來看，一個人若要活得健康、長壽，除了生理健康之外，擁有一顆喜樂、釋懷的心亦是很重要的健康要素。據說李梅爾生平作了五百多首曲子，而其中以〈當轉眼仰望耶穌〉（*Turn Your Eyes upon Jesus*）最為有名，副歌寫道：

詩歌
是一種**抗憂鬱劑**

當轉眼仰望耶穌，

定睛在祂奇妙慈容。

可不是嗎？我們在世難免遭受到許多不合理的論斷與批評。此時，我們是定睛在那些情緒性、功利性的批評上，讓自己痛苦忿然；還是選擇定睛仰望那位慈愛的造物主，讓我們的情緒得以釋懷？

李梅爾為何能如此長壽？誠如她所創作的歌詞，我相信，她也是一個懂得「不用別人的眼光來定義自己」的人，這樣的一個人，活在世間，如何能不開懷？如何能不長壽？這實在是一種很「養生」的處世態度。不用別人的眼光來定義自己！願您我都能得享李梅爾女士的長壽。

 【生活中的小建議】

在醫學上，人要活得長壽、健康，有時心理因素比生理因素還要關鍵，因為心理健康往往明顯地影響了身體健康。

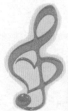

謝謝，是一帖良藥
──用〈獻上感恩的心〉過日子

現今社會經濟壓力大，而「工作」正是令許多現代人感到焦慮不安的壓力源之一，不管是年輕人找工作不順利，或是上班族擔心工作不穩定，這些因素造成了社會上一股很「悶」的氛圍。這樣的情況讓我想到我很喜歡的一首詩歌〈獻上感恩的心〉（*Give Thanks*），不只是因為它的歌詞，更是因為它的作者，這首詩歌是史密夫（Henry Smith, 1952-）所創作的。據文獻記載，他也曾因工作不順利而低潮了好一陣子。後來有一天，他聽到牧師分享時，引用了哥林多後書第八章第9節：「你們知道我們主耶穌基督的恩典，他本來富足，卻為你們成了貧窮，叫你們因他的貧窮，可以成為富足。」這節經文當下讓他頗有感觸，於是，便有感而發地寫下

了這首〈獻上感恩的心〉，歌詞寫道：

> 獻上感恩的心，歸給至聖全能神，
> 因祂賜下獨生子──主耶穌基督；
> 如今，軟弱者已得剛強，
> 貧窮者已成富足，
> 都因為主已成就了大事。
> 感恩，感恩。

而他所寫的歌詞，也正是改編自哥林多後書第八章。但可能因為他還太「小牌」了！既非大教會牧者，也沒有高知名度，所以這首詩歌一開始並沒有太紅，但幾年以後，這首詩歌經過不斷被傳唱，竟大受歡迎、還被翻譯成多國的語言。近代世界各地都有人在創作詩歌，但當中能引起共鳴到被翻譯成多國語言流傳的，比例卻少之又少，這首〈獻上感恩的心〉就是其中一首，是一首由小牌的平凡人物所寫的感恩歌曲。

我在精神科常喜歡與接觸到的個案們分享一個觀念──「謝謝，是一帖良藥」，意即當一個人懂得感謝時，他自然就會變得快樂！就像處境一度不佳的史密夫先生，我相信他當時一定曾有過難過與自憐的情緒，然而，當他懂得「謝謝」的時候，當他能為自己所擁有的

而獻上感恩的時候，他受傷、悲哀的心就得著療癒。這首歌可以說是上帝默示給史密夫的心靈處方，也是為防止您我一再陷入哀怨情緒中所預開的一帖良藥。

謝謝，是一帖良藥！對心情極有療效，且沒有副作用，您常覺得很「悶」嗎？當我們陷入低潮時，不妨數算自己所擁有的恩典，用「謝謝」的心情去看待自己以及自己的環境，用「謝謝」的心情去看待自己的家人、同事，我們生活品質必然會大不一樣。

 【生活中的小建議】

每一天睡前，找一些「小事」來默默感恩，必能讓自己睡得更香甜。

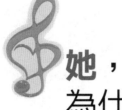

她，
為什麼**沒有自殺**？
——寫了9000首歌的盲人

　　台灣的衛生署近年來積極地將自殺防治列為工作重點，因為「自殺」曾一度連續七年進入國民十大死因之列；而鄰近的香港，自殺率也曾一度飆到全球之冠。在這個自殺消息頻傳的世代，或許真是許多人自覺倒楣、不幸，已到無法忍受的地步，因而選擇結束自己的生命。

　　而若要說到倒楣、不幸，讓我想到十九世紀有一位名為芬尼（Fanny Crosby, 1820-1915）的盲人；她非常特別，出生時本來是個健康的小女娃，但在出生六周時，卻因著醫師的過失而導致失明，而且是永遠的失明。

在我所專任教職的輔仁大學醫學院職能治療學系，有位同仁是台灣輔具方面年輕一輩的權威，擅於身心障礙者的輔具設計。她曾形容「視障」是所有障礙中最「重」的障礙，因為人實在需要視覺功能，因此視障者是所有障礙中最不便的。倘以此論之，若要說到不幸，我們這些明眼人大概怎麼樣也比不上這位盲人芬尼。

然而，芬尼的生命卻很不一樣，看似倒楣的她，不但沒有選擇自殺，而且她所活出的生命一點也不悲悽，甚至還因而幫助了許多心裡愁苦的人們！

芬尼的祖母是一位非常虔誠的信徒，從小常把這個盲眼小孫女抱在膝上，講聖經的故事給她聽，並帶著她禱告。因著信仰的關係，芬尼即便眼盲，卻能活出喜樂的生命，這樣的生命力，大大地感動了許多明眼人，讓人為之動容。而她還有寫詩的天分，她所寫過的詩歌不計其數，總計超過九千首，有許多到如今天都是教會常誦唱的名曲。其中，有首詩歌叫〈有福的確據〉（*Blessed Assurance Jesus Is Mine*），這位理應怨天尤人的盲人，竟這樣寫道：

> 有福的確據，耶穌屬我，
> 我今得先嘗主榮耀喜樂！……
> 完全的順服，快樂無比，

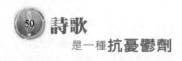

詩歌
是一種**抗憂鬱劑**

有福的異象，顯在我心裡，

……這是我信息，我的詩歌，

讚美我救主，晝夜唱和……。

「視障」可說是所有殘障中最不便的一種，無怪乎許多眼盲的人都曾一度有過輕生的念頭。她，為什麼沒有選擇自殺？其詩詞中所流露出的信仰觀與生活觀，似乎已說明了一切。

這首〈有福的確據〉是我從小就很喜歡的詩歌，而作者芬尼活了足足九十五歲才離開這個世界，她的墓碑上除了她的名字以外，還刻著：「有福的確據，耶穌屬我。」（Blessed assurance, Jesus is mine.）而她所留下的生命見證與詩歌，仍繼續地感動廿一世紀的人們。想一想，如果一個「盲人」都能活得如此喜樂且積極樂觀，那麼我們這些眼明的人，又怎麼好意思再活得哀聲嘆氣？

有人說，一首歌能否感動人心，最重要的是作者的創作動機與創作心境。再華麗的編曲，若非出於發自內心的感動，也不見得能觸動人的心弦；而一首富有生命力的詩歌，即便曲調簡單，卻往往能引起聆聽者的共鳴。

親愛的朋友，下次當您心情愁煩時，不妨也試試「詩歌」這種具有內在療癒力的「抗憂鬱劑」，並想想這些詩歌背後的生命見證，必能讓您倍受激勵！

【生活中的小建議】

根據過去的一些研究指出，自殺的人通常不會「忽然」自殺，而是會事前先透露出一些意圖，包括在言談間或網路上。因此，如果您發現身邊有這樣的人，千萬不要忽視這些警訊，不妨適時給予關心與溫暖。

詩歌
是一種**抗憂鬱劑**

心靈的暴食症
——你對權、名、利的攝取量正常嗎？

在臨床上有一種診斷，稱作「暴食症」（Bulimia Nervosa），患上這種病的人會不斷地想吃，會覺得自己需要不斷地吃東西，即便所攝取的飲食量已遠超過每日所需，仍會不停地吃；甚至吃不下了，還會「催吐」，即把先前所吃的東西設法吐出來，以便能再重新「吃」進更多新的東西。而這樣一個看似愛吃、嗜吃的人，如果您問他：「你吃得開心嗎？」他恐怕要回答你：「其實，我吃得很痛苦。」

真正的「暴食症」可能在一般人的生活中並不多見，但我常覺得，有時人類很容易患上「心靈的暴食症」，只不過嗜的不是食物，而是一些權、名與利；即便攝取的量已超過自己所需了，還是會無所不用其極的

想再多抓進一點。一樣的道理，這樣看似熱衷於權、名、利的人，如果您問他身在其中快樂嗎？他恐怕也要回答你：「其實，我『爭』得很痛苦。」

在廿一世紀，「心靈的暴食症」這個詞彷彿已可用來詮釋許多人對權、名、利的過度追求態度。這在社會心理學上是一種很矛盾的情緒，可說是與臨床上的「暴食症」現象如出一轍：明明知道自己理當已經足夠了，卻又不得不病態地一再攝取；但在內心深處，卻又感覺得不到真正的滿足。

而這種社會現象究竟該怎麼「醫」？似乎社會學家、心理學家都沒有定論。然而，這種「心靈的暴食症」卻讓我不得不想起聖經中，耶穌曾說過的一句話：「我就是生命的糧。到我這裡來的，必定不餓；信我的，永遠不渴。」（約六35）

可不是嗎？慾望是一種無底洞，永遠也沒有填得滿的一天；但如果能藉由信仰而得著滿足與真正的存在價值感，那種無底洞才有被填滿的機會。曾有一首自二十世紀初開始傳唱多年的老詩歌〈生命泉源〉，就是將這樣的福音信息改編為詩歌，一百多年來療癒、撫慰了無數的社會人心。歌詞寫道：

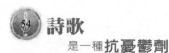

詩歌
是一種**抗憂鬱劑**

我主耶穌是生命源，我主耶穌是活水泉，

凡喝這水，主曾明說：「到永遠再不渴。」

親愛的朋友，您覺得現代人對於權、名、利所產生的「心靈暴食症」嚴重嗎？請相信我，再好的冥想或會談，都只能暫時解渴；唯有信仰，才能讓一個人的心靈獲得真正的飽足與喜樂。

權、名、利並不等於罪惡，它們可以是很好的祝福！但要懂得適量攝取，才能得著真正的享受。

 【生活中的小建議】

人生，有時不用太刻意追求權、名、利，因為硬是追到了也不見得快樂；相反的，只要活出上帝要您活出的樣式，屆時，該您我要得到的權、名、利，便會自然而然來到。

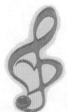

樂當人生的「C咖」
——寫出〈數算主恩〉的低調大人物

在我國中二年級的那年，我的父親被診斷出患了扁桃腺癌，那一年，他才剛從海外讀得神學博士（S.T.D, Doctor of Sacred Theology）的學位，一家人不久前才參加完他的博士畢業典禮就得知他患癌，全家的心情頓時從高點落到谷底。那段時間，有一首我從小耳熟能詳的詩歌〈數算主恩〉（*Count Your Blessings*），其歌詞與旋律讓當時的我得到很深的安慰與感觸。歌詞是這樣寫的：

> 有時遇見苦難如同大波浪，
>
> 有時憂愁喪膽幾乎要絕望，
>
> 若把主的恩典從頭數一數，

必能叫你驚訝立時樂歡呼。

主的恩典樣樣都要數，

主的恩典都要記清楚，

主的恩典樣樣都要數，

必能叫你驚訝立時樂歡呼。

　　多年過去了，這首詩歌仍舊時常幫助我，可說是我最喜歡的一首詩歌，特別是在我心情煩躁的時候，它哼來特別能帶給我力量。

　　一直以來，我只覺得這是一首旋律很動人的詩歌，但當我後來知道作曲者的身分時，卻又更讓我驚訝、震撼不已！作曲者名叫艾克賽（Edwin O. Excell, 1851-1921），您猜他的職業是什麼？學者？牧師？作家？音樂家？神學家？都不是！這位譜出動人旋律的艾克賽，竟然只是一個水泥工人！一個出身困苦、教育程度不高的普通水泥匠！一個大家傳統認知中最基層、藍領的職業。他，無論是在社會上或教會裡，都沒有特別的身分地位。據文獻記載，艾克賽出身於一個窮苦的家庭，但卻很懂得靠主常常喜樂；而這樣的一個小角色所作的這首〈數算主恩〉，也意外成為流傳全球的著名詩歌。艾克賽只不過是個水泥工，我相信如果不是因為他本身有

靠主喜樂的生命，絕對不可能譜出這樣優質、激勵人的詩歌。

這個社會很喜歡給人分等級！套一句台灣社會的用語，最頂尖的人稱之為「A咖」（A-Class），其次是「B咖」，再次一等則是「C咖」。如果要從社會世俗的眼光來看，這位水泥工艾克賽肯定只是個人人眼中的「C咖」！他，沒有高學歷、沒有顯赫的頭銜與地位，充其量只是一個虔誠、愛唱歌的單純平信徒。

這位〈數算主恩〉的作曲者，我不否認若論社經地位，他確實只是個「C咖」；然而，我們也可以把他的「C」另外詮釋為「數算主恩」（Count God's Blessings）的「C」！因為他雖出身窮苦，卻懂得感恩。聖經上說：「凡以感謝獻上為祭的，便是榮耀我。」（詩五十23）若以這個角度來看，他所活出的「C」，可是重要、偉大得不得了！

艾克賽，一個出身困苦卻懂得常常感恩的水泥工人，一個世俗眼光中的「C咖」，但所活出的「C」（Count God's Blessings）卻很值得我們效法。也許我們不容易在「人」眼中成為偉大角色，但若能活出懂得感恩的生命，在「神」眼中就是極為寶貝的。

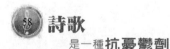

【生活中的小建議】

　　一個懂得感恩的人，一定也是一個快樂的人；
願我們都能常保喜樂、感恩的心。

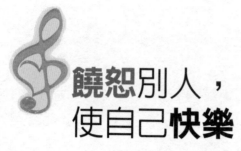

饒恕別人，
使自己快樂
——響起〈平安夜〉的動人戰爭夜

　　一次世界大戰時，歐洲盟軍與德軍撕殺得極為慘烈，但在戰場的各個小角落裡，卻也發生了許多令人動容的小故事。

　　傳說，有一天晚上，歐洲盟軍與德軍正在各自的戰壕裡，拿著步槍指著敵方陣營，戰役一觸即發……，那一天晚上，剛好是聖誕夜。一個英軍的士兵回頭看著戰壕裡受傷的同僚，又看了看自己身上在白天才因被子彈擦傷而綁著的繃帶；忽然，他想起了小時候在家鄉過聖誕節的愉快兒時回憶、想起了父母、想起了老家……，不知不覺地熱淚盈眶。在矇矓中，他不自覺地張開

口，不是開口喊殺，而是輕輕地哼著〈平安夜〉（*Silent Night*）這首曲子。

這一哼，居然牽動了大家的情緒，開始有人跟著哼。一個、十個、一百個、一千個……；最後，全營的人都開始輕聲唱起了：

平安夜，聖善夜，

萬暗中，光華射……

隨著陣陣晚風吹徐，歌聲漸漸傳到了德軍的陣營。德軍裡也有人想起了那天是聖誕夜！漸漸地，德文的〈平安夜〉歌聲也開始從德軍戰壕中傳出……。忽然間，一個英軍士兵從戰壕中激動地站起，眼角泛淚地向著德軍陣營大喊：「聖誕快樂！」聲音劃破原本寂靜的夜空，不一會兒，德軍也有人站起來回應：「聖誕快樂！」

緊接著，兩軍陣營一陣歡呼！幾乎所有的士兵都把槍丟到一旁，一起流著淚，唱著家鄉的聖誕歌曲，一起慶祝這個特別的日子。一個小時之候，有兩個德軍士兵扛著一箱啤酒走到盟軍陣營，用一口破英語說：「今天我們連長說不打仗了！弟兄們要過聖誕夜，他們派我們拿一箱啤酒來與你們分享！」那天，兩軍沒有人發出一

發子彈，因為，沒有人扣得下扳機。

這真是一個非常感人的故事，也讓我感觸頗深。如果原本應該激戰的兩軍，都能夠因著聖誕節的精神而休兵，那麼，台灣劍拔弩張的不同政黨，能否在這一天來個擁抱、大和解？

再把範圍縮小一點，如果原本應該激戰的兩軍，都能因著聖誕節的精神而休兵，那麼，原本在辦公室裡敵對的兩人，能否也藉由這個溫馨的時刻跟對方問個好，給對方一個台階下？

講到「饒恕」，許多人可能會因對其有誤解，而不甘於去實踐。事實上，真正的饒恕並不是「壓抑、忍受」，而是一種發自內心的釋懷，學習把一切交給上帝；真正的饒恕更不等於「認同對方的所做所為與價值觀」，而是即便不認同對方，但仍可有寬容待之的大器雅量。

現今的許多民調喜歡調查國人的「幸福指數」，事實上，若能懂得運用「饒恕別人，使自己快樂」的生活態度，則我們的幸福感必能大大提升。

【生活中的小建議】

願我們都能嘗試去饒恕、祝福一些我們所不喜
歡的人。若是他不配得那樣的祝福，我相信上
帝必會讓那些祝福回到我們身上，何樂而不
為？

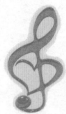

讚美，是一面盾牌
——用小提琴對抗土著的長矛

有一位名叫史考特（E. P. Scott）的宣教士，據說有一次帶著一把心愛的小提琴，進入印度一處深山部落，打算向當地的土著們傳福音。沒有想到，當地的土著極不歡迎外人，當他一進入他們的活動範圍，就被一群拿著長矛的土著包圍著，準備要刺死他。

史考特不知下一秒會發生什麼事，於是選擇緊閉雙眼，並拿出小提琴，拉了一首聖詩，那是一首極為有名的詩歌〈賀祂為王〉（*All Hail the Power of Jesus' Name*）。

在他拉完了之後，睜眼觀看，沒想到土著們竟殺氣全無，並放下高舉著長矛的手，呆呆地看著他。因為這首詩歌實在太有氣勢了！土著們驚為天籟，於是決定將

史考特視為好友。這首救了史考特一命的詩歌，許多人都耳熟能詳，歌詞寫道：

> 大哉聖哉耶穌尊名！天上萬軍頌揚，
>
> 天上萬軍頌揚；奉獻冠冕極其光榮，
>
> 慶賀祂，賀祂，賀祂，
>
> 賀祂，慶賀祂為君王。

後來，史考特便進入該部落中，介紹土著們認識他那位值得慶賀的大君王。幾年後，當史考特要離開該部落時，那些原先要殺他的土著們，列隊為他送行了四十哩，讓原本已決定要離開的史考特心中大受感動，竟在臨別的那一刻又決定要留下來，繼續為他們服務。

在歷史上，到底有沒有史考特拉小提琴對抗長矛的那一段？我個人雖無法考證，但我相信可信度應是相當高的，因為這種在困境中讚美神的橋段，在聖經中也經常出現。例如：大衛就曾在生死流離的苦難中寫詩讚美上帝；哈巴谷也曾在窘境中說：「*然而，我要因耶和華歡欣，因救我的神喜樂。*」（哈三18）使徒保羅也曾在獄中唱詩讚美上帝。而他們的讚美，都帶來了正面的效果。

讚美，是一面盾牌！它曾經幫史考特宣教士擋住了

土著的長矛，幫大衛王擋住了敵人的追殺，幫哈巴谷擋住了困境，也曾幫使徒保羅擋住了攻訐與迫害。

許多人均相當期待生活中能有「奇蹟」的發生，上帝確實是會為人帶來奇蹟的主。然而，在聖經上，奇蹟往往不是發生在「埋怨」之後，而是發生在「讚美」之後。

您是一個懂得讚美的人嗎？下次當我們在困境中感覺不知所措時，就來「讚美」吧！讚美是很奇妙的，它是一面無形的盾牌，可以為我們擋去許多各式各樣的難題，更可以為我們帶來力量與奇蹟。

 【生活中的小建議】

西方有句諺語：「埋怨就像騎木馬，可以讓你看似動個不停，但卻無法向前進一步。」每個人的生命中都各自有的難題，人當然有「埋怨」的權利，但不宜總是不斷埋怨。相反的，「讚美」反倒能扭轉全局！

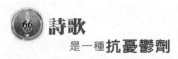

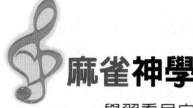

麻雀神學

——學習看見自己的貴重與價值

我很喜歡一首詩歌〈祂既看顧小麻雀〉（*His Eye Is on the Sparrow*），更喜歡它背後的創作故事。

1904年，馬丁夫婦（Mr. & Mrs. Martin）來到紐約州居住，他們的鄰居杜立德夫婦（Mr. & Mrs. Doolittle）是一對非常特別的夫妻，先生嚴重跛足，以致需要坐輪椅，太太呢？已臥床近二十年了！算起來，這算是一對病夫病妻。然而，他們並沒有成為一對怨偶，篤信基督的他們卻依舊非常喜樂，甚至常鼓勵旁人要樂觀、要正向思考。

有一天，當馬丁夫婦拜訪這對令人欽佩的夫妻時，馬丁先生終於忍不住問：「到底是什麼原因，讓您們每天都能保持這麼喜樂？」杜立德太太笑了笑，用一段聖

經上的話回答：「祂既看顧麻雀，也必同樣看顧我。」

　　杜立德太太講的這句話出自聖經裡的馬太福音第十章：「兩個麻雀不是賣一分銀子嗎？若是你們的父不許，一個也不能掉在地上。就是你們的頭髮也都被數過了。所以不要懼怕，你們比許多麻雀還貴重。」（29-31節）

　　雖然這是一句令許多人耳熟能詳的話，但由身患重症的杜立德太太口裡說出，讓馬丁太太聽了大受感動！於是回家便引用了聖經原文，再加上自己的詩句，寫下了這首〈祂既看顧小麻雀〉。歌詞如下：

　　　　為何灰心常怨嘆？為何黑影瀰漫？
　　　　為何心靈覺孤單？甚至欲脫塵寰？
　　　　耶穌是我的福杯，祂是我的良友，
　　　　祂既看顧小麻雀，深知我必蒙眷顧。
　　　　我唱因我有喜樂，我唱因我自由；
　　　　我救主既看顧麻雀，深知我必蒙眷佑。

　　什麼是「神學」？其實就是研究「神」所講的話中之「學」問。而馬太福音第十章中，耶穌所講的這段有關麻雀比喻的談話，我個人常暱稱之為「麻雀神學」。經文中闡述的道理淺顯易懂、溫馨且安慰人心。

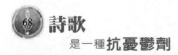

如果您在街上看到一個小孩子被母親牽著或抱著，您跑去問其母親：「給妳多少錢，會願意把孩子賣給我？」她一定瞪大眼，抱起自己的小孩回嗆：「再多的錢我都不賣！」可不是嗎？兩隻麻雀才賣一分銀子，這種在人眼中廉價的動物，天父尚且養活牠們，更何況是無價的人？就是這樣的信念，讓杜立德夫婦不但喜樂地面對自己的病情，甚至還能安慰、鼓勵旁人。

　　麻雀神學，一段耶穌簡單的談話，不單是說給當時的人聽的，也是說給廿一世紀的每一個現代人聽的。

　　「天父尚且看顧麻雀，你不比許多麻雀還貴重許多嗎？」願這句話能成為您我憂愁、患難時的激勵。

 【生活中的小建議】

　　本文所提到的杜立德夫婦是對身障夫妻，但上帝實在愛現代人，給了現代人許多智慧以研發新穎的「輔具」，來幫助身有殘疾的人士。多多涉獵輔具資訊，對您我身邊的傷殘人士將可提供許多幫助。

章後語

〈樂來越健康〉

——音樂治療與疼痛控制

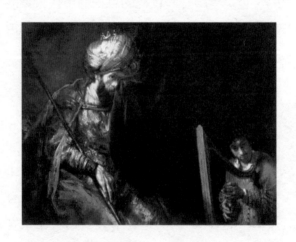

這幅畫是十七世紀著名荷蘭畫家林布蘭（Rem-brandt van Rijn, 1606-1669）的知名油畫作品之一，畫中生動地描繪聖經所記載的一則歷史。古以色列

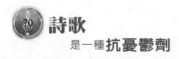

詩歌
是一種**抗憂鬱劑**

王國的掃羅王曾經一度身心痛苦難耐，於是找了牧童大衛（也就是後來的大衛王）來為他彈琴。文獻如此記載：「大衛就拿起琴來彈奏，掃羅就舒服暢快⋯⋯。」

琴聲可以緩解疼痛？事實上，這樣的情節在醫學上絕非無稽之談。曾有學者發現，音樂可增加一個人的 β -腦內啡，進而降低疼痛並帶來欣悅感；亦有學者指出，音樂的改變可以使人的內分泌量有所變化，進而達到麻醉、止痛的效果。國內、外亦曾有許多研究，發現音樂介入可有效改善關節炎、治療癌症、並有益於術後的靜養等過程中的疼痛感。

音樂，是可以用來止痛的，包括心理或身體的疼痛，而且一點也不貴。讓我們善用這顆唾手可得的「心靈止痛藥」吧！

詩歌
是一種**抗憂鬱劑**

PART 2

帶來「寧靜」的
心靈處方

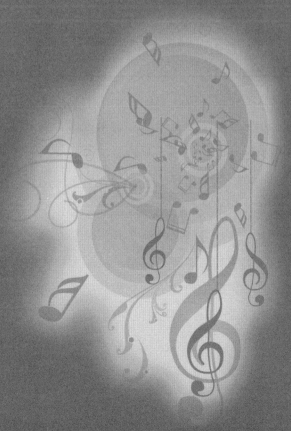

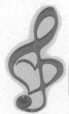

開刀房裡的音樂會

──降低焦慮的歌詞

「開刀房」總讓人聯想到冰冷、焦慮,「音樂會」則讓人感到溫馨、舒適,兩者交織在一起,實在是有趣的組合。事實上,在手術過程中,音樂已是一個常見的元素,包括術前、手術中、術後。

在開刀房裡,許多醫護人員都喜歡一邊工作一邊聽音樂,來抒解工作壓力。如果病人所做的僅是下半身麻醉,還能聽到開刀房裡的各種聲音,包括那些醫護人員喜歡聽的音樂。然而,開刀房裡播放的音樂,對病人當下的情緒一定會是正面的嗎?其實未必!

輔仁大學的江漢聲校長是一位泌尿科名醫,他曾在醫病關係的演講中舉過一個莞爾的例子。曾有個病人在動手術時,動刀的老醫師正在聽鄧麗君的〈何日君再

來〉，老醫師很喜歡這首歌。但事後病人卻嘀咕著：「你們剛剛播的那是什麼音樂啊？我今年已經住院三次了，誰還想再來啊！」心裡頗不是滋味。

總而言之，就醫病關係的角度來看，如果我們所選擇的音樂沒有辦法顧及病患個別的心理感受，那肯定不會是好的音樂治療。

當然，音樂在病房中也有很溫馨而正面的例子。我曾經聽說過某位患者，正準備進開刀房裡接受手術。他擔憂、焦慮得不得了。後來，教會來探訪的人唱了〈野地的花〉給他聽，歌詞是：

> 野地的花穿著美麗的衣裳，
>
> 天空的鳥兒從來不為生活忙；
>
> 慈愛的天父天天都看顧，
>
> 祂更愛世上人，為他們預備永生的路。

這位病患聽了之後相當感動！這正是他此時此刻所需要的安慰！他心想：如果連一朵小花、一隻小鳥，天父都不曾忘了看顧牠們，那麼上帝又怎會忘了看顧他，又怎會將他孤單地棄於手術室裡？據說，他一路哼著這首〈野地的花〉被推進開刀房，過程中，他原本的焦慮頓時化為烏有。

我也非常喜歡這首〈野地的花〉，其作詞者是我所敬愛的音樂工作者，畢業於台大中文系的葉薇心小姐。身為一個精神科治療師，我認為這首〈野地的花〉所適用的場所，絕不僅止於開刀房。畢竟，不只是病患在開刀房裡會感到焦慮，許多在辦公室裡的上班族、在考場上的學生、在職場中的社會新鮮人，甚至是媳婦面對婆家的種種，也都會感到焦慮。

　　但若能想一想：如果連一朵小花、一隻小鳥，天父都不曾忘了看顧牠們，那麼上帝又怎會忘了看顧您我，又怎會將您我孤單地棄於辦公室、考場、職場上？這麼想，很多的焦慮感就會降低。

　　任何一個令我們感到焦慮的場合，上帝其實都會與我們同往！祂會看顧我們，並保護著我們的心靈不受任何的傷害與攻擊。

　　下次當您焦慮時，聽聽〈野地的花〉，說不定心情會頓時豁然開朗！這首〈野地的花〉，無論從信仰或醫學的角度來看，都很可能是一帖極為有效的音樂處方箋。

詩歌
是一種**抗憂鬱劑**

【生活中的小建議】

誰說去醫院探病，就一定要帶鮮花、水果、營養品？也許，帶一片CD，會對病人帶來更大的幫助與支持！

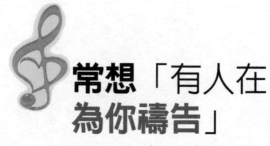

常想「有人在為你禱告」

——肉眼看不見的後勤部隊

據說，貝多芬在1820年耳朵完全失聰後，覺得倍感氣餒與孤單。某個夜晚，他一度想自殺！在準備自殺前，他開始寫遺書，一一感謝過去那一段時間內曾經幫助、鼓勵過他的人。

但他仔細一想，人數竟還真不少！寫著寫著，竟寫到天亮了。就在他準備要拿起手槍自殺時，看著桌上遺書中所提到的那些值得感謝的人、事，再看看窗外清晨的微光，他忽然覺得：這世界好像也不是這麼糟！

於是，他放下了自殺的念頭，選擇繼續活下去。貝多芬耳朵完全失聰以後，仍完成了許多部優秀的作品。

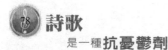

曾經有位心理學家說：「孤單是這時代最具破壞性的曲調。」（Loneliness is the most devastating melody of this age.）我們不難想像，為什麼像貝多芬那樣自覺孤單的人，會有想自殺的念頭；然而，當他肯換個角度想想那些曾經幫助他的人時，整個心理就又轉過來了！適時地想到、知道有人在支持自己，是很棒的心靈良藥。

我從國中開始，就很喜歡聽聲樂家容耀所唱的詩歌。在他所唱的所有詩歌中，對我幫助最大的一首，就是〈有人在為你禱告〉。

這首歌的歌詞非常具有療癒的效果，歌詞是這樣寫的：

似乎你已禱告，直到力量殆盡，

流眼淚如下雨滴，終日不停。

主關心，而且瞭解你能忍受多少，

祂將告訴別人為你禱告。

是否你正處在狂風暴雨之中，

你的船支離破碎，疲倦失意。

別失望，此時此刻有人在為你禱告，

寧靜平安將要進入你心。

有人在為你禱告，有人在為你禱告，

當你覺得寂寞孤單，你內心將要破碎，
要記得有人在為你禱告。

　　一直到我成家立業之後，有好幾次，當我傷心、愁煩時，心中往往會忽然響起這首〈有人在為你禱告〉的旋律與歌詞，常讓我熱淚盈眶，更常讓我的心情頓時平靜、踏實下來。

　　我不知道您有沒有如下的經驗？當我們遭遇不順心的事，我們常很容易哀怨地對自己說：

　　「有人在看你笑話！」

　　「有人想把你取代！」

　　「有人想落井下石！」

　　「有人在說你閒話！」

　　上述情形固然都有可能會發生，然而，我們卻也常忘了對自己說：

　　「有人在為你禱告！」

　　可不是嗎？也許真有某些人想看您笑話，想取代您，在說你閒話；但是，更有人在為您禱告！更有愛著您、關心著您的人，在某個時刻、某個角落裡為您禱告！

　　在上帝眼中，那些禱告，遠遠大過某些人對您所懷

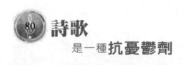

詩歌
是一種**抗憂鬱劑**

的惡念。

　　親愛的朋友，無論您遭遇怎麼樣的困難，您絕對不是孤單的，因為有人在為你禱告！如果沒有，上帝也會感動某個您所意想不到的人，在某個時刻、某個角落，開始默默為您祈禱。因此您永遠不會孤軍奮戰！

　　在這個世界上，永遠都有人在為您我禱告！禱告勝過一切，讓我們一起面對眼前的難題吧！

 【生活中的小建議】

能談心的朋友其實不一定要太多，能有兩、三個就很寶貴；您身邊有沒有至少兩、三個可以談心的朋友，並時常為您祝福、禱告？我想，我們每個人都需要這樣的朋友。

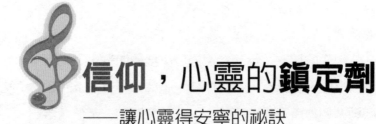

信仰，心靈的鎮定劑
——讓心靈得安寧的祕訣

學者卡芬頓（Covington）於2001年在一篇醫學論文中指出，音樂在醫學上實在妙用無窮！音樂可以輔助運用於增強藥物治療療程的果效，並降低憂鬱症的復發率，因此許多人都喜歡用音樂來作為日常生活的抒壓管道。其實，不只是憂鬱症病人會有憂鬱、煩躁的情緒，一般人也會有；而若是遭遇嚴重生活打擊的人，更容易陷入憂鬱、傷痛。這讓我想到在詩歌音樂史上著名的史巴福夫婦（Horatio Spafford）。

西元一八七四年，史巴福夫人帶著行李與四個孩子，搭乘一艘名為Ville du Havre的郵輪，準備由美國前往歐洲，不料，郵輪與另一艘船隻相撞！財物全沉到了海底，四個孩子均不幸遭到滅頂。唯一生還的史巴福

詩歌
是一種**抗憂鬱劑**

夫人發電報將這事告訴史巴福先生，人在美國芝加哥的史巴福先生接到消息後，讓他難過至極，可說是悲痛欲絕。

即便史巴福先生是一位敬虔的基督徒，但面臨如此大的惡耗，仍幾乎瀕臨崩潰！在傷痛之餘，身為基督徒的他，嘗試藉著信仰的力量，逐漸走出陰霾，情緒逐漸平復。後來擅長音韻的史巴福先生將他一路走出傷痛的感觸寫成了一首歌，並填上詞，成了你我今日常聽到的一首詩歌〈我心靈得安寧〉（*It Is Well with My Soul*）。其歌詞是這麼寫的：

有時享平安，如江河平又穩，

有時憂傷來似浪滾，

無論何處去，

我已蒙主引領，

我心靈得安寧，得安寧。

我心靈得安寧，我心靈得安寧，

我心靈得安寧，得安寧。

許多難過、悲痛過度的人，嚴重到需要服用一些鎮定劑來平撫自己的心情，史巴福先生曾服用鎮定劑嗎？以當時的醫療狀況而言，這方面的藥物恐怕還沒有如此

發達。但是，他還是平靜下來了。或許我們可以說，史巴福先生所服用的鎮定劑是他的「信仰」，是他的信仰使他得安寧、得平安。

一百多年來，這首詩歌開始被傳到世界上的各個角落。正因為這首詩歌是史巴福先生藉由信仰走出痛苦後所流露、抒發出的創作，是因他的親身經歷所抒發出的歌曲，所以每當有人同樣處於痛苦、絕望、失意中時，這首詩歌就特別能同理、觸動、醫治人們的心。

有學者發現，當適當的音樂介入時，體內會釋放內生性嗎啡（endogenous opiates），可以達到降低肌肉張力、阻礙神經傳導徑路的作用，進而產生「止痛」的效果（Beck, 1991）。當然，一首曲子若是帶有信仰的力量，那麼療癒的效果必然更佳！

信仰，是心靈的鎮定劑！親愛的朋友，如果您有朋友、家人也正處在傷痛中，歡迎您也找機會將這首〈我心靈得安寧〉的詩歌介紹給他，我相信其歌詞與旋律，都會是很好的「音樂處方」。

的確，天父沒有給基督徒特權，沒有完全挪去基督徒的苦難、逆境，信了耶穌，一樣會有苦難與試煉；所不同的是，天父應許基督徒在苦難中有「平安」！

親愛的朋友，在這個多變的世代，人們所渴望的不

詩歌
是一種**抗憂鬱劑**

就是一份平靜、安寧的感覺嗎？您也期待那份「平安」嗎？只要您願意，天父要免費送給您。

 【生活中的小建議】

任何的藥物都有可能帶來身體上的副作用，包括鎮定劑；然而，「信仰」這種無形的鎮定劑卻沒有這樣的隱憂，適合任何人在遭逢憂傷、患難時適時服用。

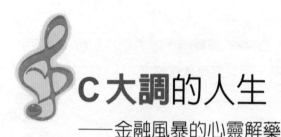

C大調的人生
──金融風暴的心靈解藥

這幾年來，許多國家面臨了近乎空前的金融風暴，這不禁讓我想起一首詩歌，因為這首詩歌的作者也曾經歷到金融風暴。

據說，曾經有個名叫安妮（Anne S. Murphy, 1878-1942）的婦人，與他先生在美國俄亥俄州經營陶瓷業。她們的事業起先非常成功，她也非常愛主，常幫助有需要的人。她更在 1908 年代初期作了一首詩歌〈有平安在我心〉（*Constantly Abiding*），歌詞如此寫道：

> 有平安在我心，非世界所能賜，
>
> 　無人能夠奪這平安；
>
> 雖試煉與艱難，有如愁雲環繞，

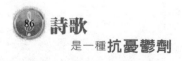

這平安卻永在我心間！

永遠在我心間，耶穌屬我；

永遠在我心間，無上快樂；

主總不把我撇棄，慈聲對我說；

「我總不離開你」，耶穌屬我。

後來到了 1928 年，美國經濟面臨極大的不景氣，金融風暴席捲全美，他們的公司倒閉了！不久，她的丈夫也過世，她失去了財富與另一半。然而，她還是很有信心，一如她所作的詩歌〈有平安在我心〉一樣。

敝人曾經發表過一份論文〈國民自殺率與國家失業率之互動與衝擊持續性：以 1995 至 2004 年台澎金馬地區為樣本〉，用以探討台灣憂鬱指數與經濟指數之間的關連，結果發現兩者間的相互影響其大。這結果雖未出乎意料，但也再次由醫學角度證明了經濟、財務壓力對大部分的人們身心健康之影響。然而，卻似乎仍有人雖處在極大的經濟風暴下，依然能感覺平安。古今中外能夠這樣的人或許不多，而這首〈有平安在我心〉的作者安妮顯然是其中一位。

有人形容「人生像一首曲子」。若是如此，則我認為這首〈有平安在我心〉的作者安妮所擁有的，是「C

大調的人生」！我此處的「C」，是指「confidence」，（信心），因而她在金融風暴等患難中能依舊平靜安穩。

　　親愛的朋友，在金融風暴中，您也想擁有這種「C大調的人生」嗎？您也希望享有平安與喜樂嗎？聖經上說：「我留下平安給你們；我將我的平安賜給你們。我所賜的，不像世人所賜的。你們心裡不要憂愁，也不要膽怯。」（約十四27）

　　聖經上沒有保證信主的人就不會面臨人生的風暴，但卻可以讓信主的人在風暴中有平安。

　　如果人生像一首曲子，期盼您我都能像〈有平安在我心〉的作者安妮一樣，擁有「C大調的人生」！過著有信心與平安的生活。

 【生活中的小建議】

　　信心，不是一昧的自我催眠，相信自己會一帆
　　風順；信心，是相信自己即便遇上人生風暴，
　　亦能安然度過。

詩歌
是一種**抗憂鬱劑**

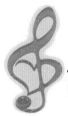

許一份「**平安量表**」

——從詩歌〈我知誰掌管明天〉
得來的學術靈感

我非常喜歡〈我知誰掌管明天〉（*I Know Who Holds Tomorrow*）這首詩歌，其作詞作曲者名叫史丹弗（Ira F. Stanphill, 1914-1993），是個極有天賦的音樂傳道人，生平創作了無數的詩歌。

而這首〈我知誰掌管明天〉，可以說是他最有名的作品之一，歌詞寫道：

> 我不知明日將如何，每時刻安然度過，
> 我不求明天的陽光，因明天或轉陰暗；
> 我不為將來而憂慮，因我知主所應許，
> 今天我必與主同行，祂深知前途光景。

許多事明天將臨到，許多事難以明瞭，

但我知主掌管明天，祂必要領我向前。

這樣一位音樂傳道人，想必一定很受人尊敬。其實不然，他的婚姻並不美滿，甚至發展成為一個在許多傳統基督徒眼中相當不堪的局面——「離婚」！

縱然他極有創作天賦，但因著他的離婚紀錄，許多基督徒或公開或在背後質疑他：「一個離過婚的人，憑什麼帶領其他的信徒親近上帝？這樣的生命還有見證、有說服力嗎？」雖說離婚的錯不在他，但這樣的痛苦、質疑與壓力，確實已對他的心情造成了極大的衝擊；而對一個傳道者而言，離婚的紀錄，對其名聲更是不可承受之重。

後來，他來到上帝的面前，尋求上帝的帶領。他回顧自己的心路歷程，便寫下了〈我知誰掌管明天〉這首詩歌。

或許是作者曾經在人前經歷過這種痛苦、難熬的日子，因此這首〈我知誰掌管明天〉讓許多人非常喜歡；更讓許多心中悲苦的人聽了極有共鳴，極被歌詞所觸動。我非常喜歡這首詩歌，它給人一種非常平安的感覺。有一次，當我在聽這首詩歌時，忽然想到：在精神

詩歌
是一種**抗憂鬱劑**

科，有各種「憂鬱量表」、「焦慮量表」，用來測量人們的憂鬱指數或焦慮指數；然而，人心最缺乏的不就是「平安」嗎？為何不能有一份「平安量表」？

於是，我設計了一份簡短的「平安量表」，初步擬成了一款十四題的簡易量表，希望能測出一個人的「平安指數」。這十四道題目如下：

1. 我常為該如何**籌畫**自己未來的日子，而感到擔憂？

2. 我常為某位家庭成員未來的日子將如何，而感到擔憂？

3. 我常為國家、社會未來的發展，而感到擔憂？

4. 我常為自己的能力很差，而感到無奈？

5. 我常容易陷入恐懼、焦躁、緊張不安與埋怨的狀況？

6. 我對於眾人給我的評價／批評，常會過度敏感、耿耿於懷？

7. 我很需要別人時常給我讚美／肯定，否則我會感到失落或不悅？

8. 我總是有信心去面對工作、生活中所遇到的突發狀況？

9. 我在眾人的眼中，是一個樂觀、正向的人？

10. 基本上，我能對我過去所做過的事，感到心安理得？

11. 我對我平日所傳遞、分享給家人、朋友們的人生價值觀與建言，感到心安理得？

12. 我也許並不偉大，但我覺得我的人生活得很喜樂、很有價值？

13. 我是一個願意努力上進，但對於權位、名利的得失心並不重的人？

14. 我的生命中有一份使命感，並覺得實踐它很踏實、也很有意義？

　　「平安量表」只是我所設計的一份簡單量表，詳細的計分方式，在此就不詳述了。簡而言之，上述十四個問題，第1到7題，答案越否定越好；第8到第14題，答案越肯定越好。也許它的學術價值不算太高，但絕對可以有效地測量我們的「平安指數」有多高。

　　一個人的平安指數往往不會是定值，即便是同一個

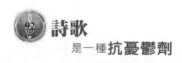

人，其平安指數也會隨著他當下所遭遇的困難或環境，
而有所改變。

　　雖然如此，如果一個人能夠像〈我知誰掌管明天〉
歌詞中所說的：「我不知明日將如何，每時刻安然度
過，……許多事明天將臨到，許多事難以明瞭，但我知
主掌管明天，祂必要領我向前。」我想，這樣的一個
人，他所測出的「平安指數」一定會很高！您說是嗎？

【生活中的小建議】

　　心理照護領域中，相當強調一種稱為「安適
感」（well-being）的概念，亦即也許病痛不見
得能治癒，但仍能活出自己的價值。有平安的
人，「安適感」自然高，身心自然更健康。

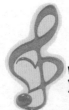

病床邊的信心

——聖詩〈天父必看顧你〉的創作故事

焦慮，是一種常見的情緒，許多人都曾在生活中有過這樣的情緒經驗。而什麼是焦慮？張氏心理學辭典對「焦慮」這個詞的註解是：「一種由緊張、不安、焦急、憂慮、擔心、恐懼等感受交織而成的複雜情緒狀態。」這樣複雜情緒狀態，是相當不好受的。

許多人都有過焦慮的經驗，特別是為了親人的病痛而焦慮。這讓我想到曾經有一位馬丁牧師（Rev. Walter Stillman Martin, 1862-1935），他是一位很熱心的牧師。有一次，他受前往紐約某教會，要在某個主日講道，但很不巧，那個週末，他的妻子卻生了病，高燒不退。馬丁牧師為此感到相當焦慮、憂心，並準備拿起電話向該

教會的牧師取消這次的講道。

這時，他那可愛的孩子忽然走到他面前，天真、狐疑地問他：「爸爸，您不是每天都有禱告嗎？難道您不相信上帝在您不在的這段時間裡，會替您看顧媽媽嗎？」

馬丁牧師聽了大受感動！於是與妻子商量後，決定按照原定計畫前往證道。由於他的信心，讓許多人在那天的佈道會得著幫助。

散會後，他急忙趕回家去，還沒到家就遠遠地看到他那兒子在門口迎接他，手上還拿了張紙。兒子對他說：「爸爸！媽媽的病已好多了！她還寫了一首歌詞，等著你回來作曲哦！」

馬丁牧師接過歌詞，看到歌名寫著「神賜福與你」（God Bless You），又是感恩，又是驚喜，頓時熱淚盈框，創作靈感源源不絕地湧流出來，於是馬上坐在家裡的鋼琴前，將心中的旋律彈出並記下。後來這首歌被翻譯成了中文，就是您我今天常唱的〈天父必看顧你〉（*God Will Take Care of You*）。馬丁師母在病中所寫下的歌詞相當激勵人心：

任遭何事不要懼怕，

天父必看顧你，

祂要把你藏祂恩翅下，

天父必看顧你……，

時時看顧，處處看顧，

祂必要看顧你，

天父必看顧你。

想一想，這個世代實在有太多的「不知道」，實在有太多的「不確定」！我們不知道未來的國際情勢會如何演變，我們不知道未來還會不會再有新流感在全球漫延，我們不知道下一代的十二年國民教育還會被「試誤學習」到什麼程度，我們不知道什麼時候股市會再崩盤，我們亦不知道自己將來的道路會產生什麼變數……。

但有一件事我們知道！有一件事我們可以確定！那就是——「主是好牧人，祂必看顧每一個祂所愛的羊寶寶，時時看顧，處處看顧。」親愛的讀者，只要您願意，天父必看顧您！

希望這首詩歌，以及馬丁牧師的真實小故事，能讓您我未來即便在暴風雨中，亦覺安寧。

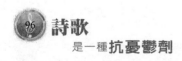

【生活中的小建議】

許多時候，在一個有人生病的家庭裡，「病人
家屬」所感受到的壓力可能反而遠遠大過於
「病人」本身。下次有機會探望病人時，記得
多給家屬一些溫暖。不要用太強勢、太質問式
的語氣給予病人家屬建議，那只會為對方全家
帶來更負面的感受。

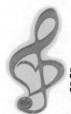

報復、修復、康復

——帶出療癒力的〈寬恕〉

有位非常有名的精神科治療師在外面開了業，一位有情緒障礙的上班族來找他尋求幫助。然而，這位有名的精神科治療師試了許多方式介入，都沒有辦法改善那人的情緒障礙困擾。而那位上班族倒也挺有恆心，每個月定期回診。

這一次，他回診時表現得很不一樣，臉上的笑容變得自然、輕鬆了，許多身心症狀的評估也發現他的身心狀況有明顯的改善！然而，過去的這一個月，他的治療師從未改變過任何的介入方式，或給予新醫囑。

治療師既驚訝又納悶，是什麼原因讓這個長期受到情緒障礙困擾的上班族，竟在這麼短的時間內改善症狀？他追問那上班族，究竟發生了什麼事？那上班族

自己也不明就裡，想了好久才猛然想起，回答道：「這個月，我決定饒恕一個我恨惡了好久的人，並與他和好。」治療師立時恍然大悟。

這是一個很值得省思的例子，也許，在您我的心頭上，也有那麼一個人，也有那麼一個您我「恨惡了好久的人」，也許您與他現在勢如水火，也或許您們現在相敬如冰。也許他曾做過一些事、或說過一些話，曾經深深傷害了我們的心，但無論如何，對付敵人最好的方式不是「報復」，而是「修復」。

您相信嗎？當我們肯修復與心中恨惡之人的關係時，不只我們與他的關係得以改善，我們與全世界的關係也會改善；不只我們與他們的心結解開了，我們看全世界的眼界都會跟著開闊！寬恕別人，受益最大的卻是我們自己。

就像故事中那位長期受到情緒障礙困擾的上班族，當他肯學習用「修復」代替「報復」時，他的心胸就開了，他的情緒障礙狀況也就漸漸「康復」了。

但我們也必須承認，寬恕真的不容易！說到寬恕，我很喜歡杏林子（劉俠）作品《生之頌》裡一篇名為「寬恕的功課」的短文，這篇短文後來被天韻詩班節錄成為詩歌〈寬恕〉的歌詞，並收錄在專輯《把愛留下》。

我認為杏林子的該篇文章對許多內心受傷的人而言，是一帖非常棒的心靈處方！文章寫道：

主啊！我做不到，
他們得罪虧欠我，要我原諒？我做不到；
主啊！我做不到，
他們不斷傷害我，要我忘掉？我做不到。
但是我忘了，主啊！我也曾如此對祢，
背棄祢，否認祢，遠離祢，祢都依然愛我。
主啊！我願意，
我願意寬恕那傷害我的人，
因為祢先寬恕我。

　　可不是嗎？人非聖賢，豈能無「恨」？然而，杏林子在此篇文章中所分享的思考方式與祈禱，往往能有效地助人縮短發怒的時間，並讓大部分的恨意在更短的時間內消逝。我相信，這也是杏林子之所以能活得愜意、喜樂的原因。

　　面對你所恨惡的人，用寬恕代替苦毒，用修復代替報復，是最健康的方式。您說是嗎？

詩歌
是一種**抗憂鬱劑**

【生活中的小建議】

我所認識的劉俠女士，當年我口中的「劉阿
姨」，是位非常有毅力的類風濕性關節炎患
者；她更有一位偉大的母親，一直在旁陪伴、
扶持著她，對她的幫助甚大。如果您身邊也有
「類風濕性關節炎」的親友，除了生理、藥物
上的治療之外，心理上的扶持也相當重要。

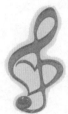

天國的經濟學

——從詩歌〈我寧願有耶穌〉 看人生的經營管理

近年來,「經濟」議題一直是各新聞媒體所矚目的焦點,也成為各大談話性節目的熱門題材。經濟重要嗎?把錢財看得很重要,太俗氣;若說錢財不重要,卻又太矯情。

說到錢財,我總會想到聖經裡面那位與拉撒路形成強烈對比的財主。這位財主富貴一生,最後卻沒能上天堂,結局相當淒慘。

記得曾經有人比喻,人生擁有再多,不過都是「0」;擁有再多「0」,最後都是一場空!但上帝是「1」,一堆「0」,沒有意義;但加上一個「1」,意義就截然不同!這個比喻告訴我們兩件事:

1.沒有上帝，最後終歸總是零：可不是嗎？在數學上，前面再多個「0」，其意義是一樣的，終歸只是一場空；但加進個「1」，就極不一樣。

2.將上帝放越前面，數額越高：歷史上有些比較極端的神職人員，會教導人們擁有財富、名銜就是是罪。事實上，擁有各樣財富、名銜絕不是罪，而是您我究竟把上帝放在第幾位？放在越前面，我們人生的價值就越高。同樣是1與0的組合，「100」就遠大於「010」與「001」，因為「1」是放在最前面。

以上兩點，我們估且稱之為「天國的經濟學」。誰說「經濟學」在地上才有？在天上的觀點，它另有一套學問，只是最需掌握的重點不太一樣。

生命中有上帝真的這麼重要嗎？上帝真的比財富、才華、名氣等重要嗎？這讓我想到名聲樂家薛貝利（George Beverly Shea, 1909-2013）的心路轉折。

薛貝利是一位享譽音樂界的才子，他的父親是一位牧師，從小給了他許多信仰上的觀念與教導。但說來諷刺！他長大之後，卻極不願意再進教會。在他的眼中，宗教信仰是非常枯燥乏味的東西，完全不能與藝文工作的樂趣相比。

由於他在聲樂方面的天賦，因此時常受邀在電台及銀光幕前演唱，極有成就。然而，他到後來常被忙碌的工作煩擾得疲憊不堪，不僅壓力大且令他精疲力竭。漸漸地，他開始思索自己整天忙碌的意義。

有一天，他偶然在他的鋼琴上發現一張抄著詩詞的紙條，詩詞中寫著：

> 我寧願有耶穌，勝於金銀，
>
> ……我寧願有耶穌，
>
> 勝於世上榮華、富貴、聲望。

這段詩詞勾起了他童年時，父親所給予的教導與叮嚀，深深觸動了他的心。那一剎那，竟成為薛貝利生命中的轉捩點。從那天開始，他不再只是盲目地工作賺錢，而是開始重新追尋起初的信仰，並得著了名、利所不能帶來的平安與喜樂。

後來，他將這首曲子配上旋律，就成了今天聞名的聖詩〈我寧願有耶穌〉（*I'd Rather Have Jesus*）。這首曲子，也大大地幫助了成千上萬的人們。

薛貝利這位聲樂家，唱出了自己功成名就之後的頓悟：「我寧願有耶穌，勝於世上榮華、富貴、聲望。」

因著他的人生懂得把「1」放在眾多「0」（榮華、

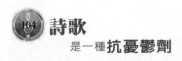

富貴、聲望……）的前面，而使他得著了那最大的平安與富足感。生命中有上帝，讓祂居首位，我們的人生就會大大的「增值」！

親愛的朋友，如果人生是一所大學，您我是否已修好「天國的經濟學」這門課的學分了？願我們都能過一個有價值的人生。

 【生活中的小建議】

從專家的角度來看，也許大部分的民眾並不精通於「經濟學」；但「天國的經濟學」對任何人卻是淺顯易懂！您的生命是否辛苦累積了許多的「0」，但卻沒有把「1」放在最前面？我們的人生是否因為掙得了許多的「0」，但卻沒有「1」，而常感到空虛、憂鬱？值得您我深思。

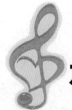

左手的幸福

——一個深知所信是誰的「福二代」

結婚，該是人生中最喜悅、最幸福的日子；但試想：如果一個年輕人新婚後不久，就因傷而成了殘障人士，那麼對他的衝擊將是何等的大！

十九世紀的美國，曾經有位名叫維特（Daniel W. Whittle, 1840-1901）的年輕軍人，在軍中的表現一直相當不錯，也有些許音樂才華。他在廿二歲那年結了婚，當時的他可以說是事業、情場兩得意。不久後，他參加了南北戰爭，卻在一場戰役中失去了右臂，還成了戰俘。才不多久，他竟從一個事業、情場兩得意的有為青年，成了一個失去手臂的階下囚。

在他被俘擄的那段期間，我相信他一定不知哭了多少回。可能主要不是為了被擄而哭。而是為了自己那條

被炸斷的右臂而哭。失去一條手臂，對一個年輕人而言是何等大的身心重創！

在被擄的那段期間，他身邊什麼也沒有，只有一本他出門前，母親送給他的聖經。於是，原本不太清楚信仰為何物的他，開始讀那本聖經。一開始沒什麼感覺，但後來卻越來越受感動，越來越得安慰。於是，在他人生最低潮的時候，他接受了那份信仰。

戰爭結束後，維特起先在一家鐘錶公司擔任財務部主管，後來因緣際會地遇上了當時的大佈道家慕迪，加入了慕迪的佈道團，並在其中擔任音樂同工，並因而創作了許多詩歌。

維特雖失去了右臂，但他卻覺得自己此生很幸福，因為他認識了那創造天地的主；不僅認識祂，而且還經歷了祂。因此維特在中年時寫下了一首詩歌〈我知所信的是誰〉（*I Know Whom I Have Believed*），這也是維特最著名的一首詩歌。失去右臂的他，用僅剩的左手寫道：

> 不知何以上主恩惠，待我如此豐饒，
> 不堪如我亦蒙選召，主恩何等其妙。
> 惟我深知，所信的是誰，

並且也深信，祂必定能夠，

保守我所交付祂的，都全備直到那日。

基督徒常感到自己是有福的人，就像是即便失去了右臂的維特一樣。華人媒體喜歡稱呼富豪的下一代為「富二代」，如此說來，那些從小就有福氣生長在基督徒家庭的年輕人，我們可稱之為「福二代」！

然而，不同於「富二代」可以直接繼承上一代的產業，「福二代」並沒有辦法直接繼承上一代與上帝的關係和信仰。就如〈我知所信的是誰〉的作者維特，雖然她母親是個虔誠的信徒，但直到維特自己認識了上帝，並經歷了祂，他才得到那份滿足與喜樂。

我非常佩服且感動維特所寫的歌詞——我「深知」所信的是誰！他沒有說：我「好像」知道所信是誰、我「應該」知道所信是誰；他乃是說：我「深知」我所信是誰！因為他親自經歷過，所以才能深知、確知，否則上帝對他而言，只會是一個好聽的傳說，一個屬於他上一輩的傳說。

親愛的朋友，您知道您所信的是誰嗎？無論我們的職業、事奉是什麼，如果我們都能知道自己所信的是誰，知道我們此生是在為那位創造天地的造物主做

詩歌
是一種**抗憂鬱劑**

事，那真是一種很神聖、幸福、值得一輩子感到光榮的滋味！

【生活中的小建議】

想一想，如果一個失去右臂的人都可以從情緒深淵中再站起來，我們是否可以用更積極的態度，來面對我們人生中的挑戰？

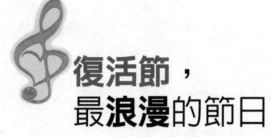

復活節，
最**浪漫**的節日
——經歷一份可以為你死的愛情

從小，因為爸爸的職業是牧師，所以我每年都會過「受難節」與「復活節」這兩個緊連著的節日。這是基督徒為了記念耶穌為世人的罪受難與復活所訂的節日，因此在復活節那一天，教堂裡總有彩蛋可以吃；蛋，像徵著生命。

　　小時候，我一直以為這兩個節日該是大家都熟悉的。當然嘛！我爸爸是牧師，家裡的親友哪個不知道復活節？但一直到上了小學、國中，我才發現這兩個節日在華人圈子裡的知名度還真是低！就先別說「受難節」了，我問旁人知道「復活節」嗎？大部分的人都說不出

來；還曾有人認真地回答我：「聽說是太平洋『復活島』上某些『土著』在慶祝的慶典。」喔！真囧！害我差點不知道該怎麼跟他開口說小弟我每年都在過復活節。

說到受難節與復活節在華人圈子裡的傳揚，我們就不得不說到清朝的康熙皇帝。在中國歷史上，康熙皇帝是一位允文允武的皇帝，他除了戰功彪炳外，文才也是一流；此外，不同於其他明、清時期的皇帝，他對西方文明的態度算是相當開放，也是歷史上少數知道受難節、復活節由來的中國皇帝。他生平曾作過不少詩，其中一首詩，據悉便是聽了西方傳教士南懷仁（Ferdinand Verbiest, 1623-1688）到宮中談及這兩個日子的緣由之後，心裡深受感動而作的詩：

> 功成十架血成溪，百丈恩流分自西。
> 身列四衙半夜路，徒方三背兩番雞。
> 五千鞭韃寸膚裂，六尺懸垂二盜齊。
> 慘慟八埃驚九品，七言一畢萬靈啼。

詩，代表了作者心中情感的投射。康熙對於這位肯替人的罪被釘死在十字架上的耶穌，顯然受感不已。

曾經聽過不少女孩子說過：「如果有哪個男人愛我愛到肯為我死，我一定嫁給他。」這是一個多麼浪漫的

場景！如果真有這樣的男人，我想那女孩子身邊的親友應該也都會受感動而鼓勵她：「這個男人值得託付終生！」

想一想，如果有一位神，祂愛你愛到願意為你犧牲性命，那麼這位神是不是很值得我們親近、信靠？

美國總統歐巴馬即曾表示，基督信仰多次幫助他度過難關，在他面對困境與情緒低潮時給予他安慰。

在這個冷漠的年代，許多人會說：「如果有哪個男人愛我愛到肯為我犧牲自己的生命，我一定嫁給他。」或深深認同這句話。如果是這樣，那麼我們真應緊緊抓住那位愛我們愛到肯為我們釘死在十字架上的耶穌，您說是嗎？

 【生活中的小建議】

復活節，可以是一個浪漫而有意義的節日，它也許沒有聖誕節那麼商業繽紛，但卻極具深意。讓我們一起珍視它的價值吧！

詩歌
是一種**抗憂鬱劑**

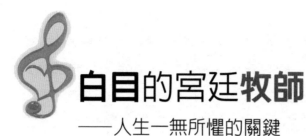

白目的宮廷牧師
——人生一無所懼的關鍵

有一次無意間讀到十七世紀英國湯馬士牧師（Thomas Ken, 1637-1711）的傳記故事，覺得非常有意思。湯馬士牧師畢業於英國牛津大學，是一位非常優秀的牧者，於1679年應聘到荷蘭海牙出任皇家的宮廷牧師。然而他的個性非常耿直，看不慣皇室的某些作風，常給予皇室成員當面指責，沒有多久，他就被解聘了。

但他畢竟在當代是個小有名氣的牧師，返國沒有多久，英皇查理二世（King Charles II, 1630-1685）也聘他擔任英國皇家的宮廷牧師。湯馬士牧師並沒有因為之前丟工作的經驗而改變自己的作風，他看到不合理的地方還是照樣指責！查理二世自然也不會太高興，但不知

是查理二世的胸襟比較大，還是湯馬士牧師表達的方式有所改變，查理二世心中對湯馬士牧師仍是非常敬重的，甚至會在主日崇拜之前說：「我現在要去聽湯馬士牧師指出我的過錯了。」湯馬士就是這樣的一個人，管你是天皇老子，管你續不續聘我，管你愛不愛聽，我該講的就是要講。套一句台灣話俚語，他實在有些「白目」，但卻也讓人敬重。

後來，詹姆士繼承了查理二世的皇位，湯馬士牧師有一次因為不認同這位新英王的某個措施，和其他六位神職人員一起被關了起來，最後被迫辭職，結束了宮廷牧師的生涯。

華人對於這位曾經侍奉過三位歐洲君王的湯馬士牧師通常不太熟悉，畢竟他不像馬禮遜、戴德生、李提摩太那樣曾經踏足東方。然而，許多華人可能對他所創作的聖詩不會太陌生，他曾創作了一首相當有名的詩歌〈讚美一神〉，歌詞是：

> 讚美一神萬福之源，
> 天下生靈都當頌言；
> 天上萬軍也讚主名，
> 同心讚美父子聖靈。阿們！

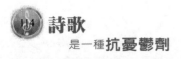

這首被許多傳統的華人教會用作崇拜開始或結束時的頌讚詩歌，就是出自於宮廷牧師湯馬士的創作。湯馬士牧師的剛直作風是否適合照本宣科地運用在廿一世紀？可能還有待商榷，但他無懼世上權貴的態度，的確值得肯定。這位什麼也不怕的牧師，從他所創作的〈讚美一神〉中，可以一窺他一無所懼的關鍵，乃在於他知道自己此生真正的「老闆」是誰！他知道自己此生是要對上帝負責的，祂是一切福氣的源頭，也是唯一值得尊崇的對象，所以即便是在宮廷裡，他的行事為人也只是討好上帝，而是不討好君王。

　　人，活在世上常會「怕」很多人，怕人勢、畏人言，但如果我們能夠想到：自己此生真正的「老闆」是上帝，祂才是萬福之源；若沒有祂的許可，任何人也不能傷害我們，祂才是我們最應該討好的對象。那麼，我們在世上就能夠無欲則剛、坦然無懼了。

　　湯馬士，或許是一位讓人感覺有點「白目」的宮廷牧師，但他定睛於上帝、剛強壯膽的處事態度，卻很值得尊敬，也很值得我們學習。

【生活中的小建議】

湯馬士牧師之所以受人尊敬，重點並不在於他的態度強勢與否，而是在於他敢在該堅持的地方堅持；他不是一個總是想辦法「討好別人」的牧者，但卻是一個「受人尊敬」的牧者。這樣的風骨，實在值得各行各業學習。

詩歌
是一種**抗憂鬱劑**

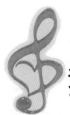

我雖**軟弱**，主**強壯**
——從貧戶遺腹子到博士的關鍵

我們家有段往事，算起來，也是我後來能出生在這世上的關鍵。

我父親是位牧師，是一個遺腹子，生長在鹿港小鎮一個三級貧戶的家庭。在我祖母蔡水女士還懷他的時候，我的祖父就過世了。那時，家裡已有一個女兒和五個男孩，再加上肚裡的孩子，這一個窮寡婦要怎麼帶？我祖母蔡水終日哭泣，以淚洗面、食不下咽。這樣的懷孕狀況，再加上三級貧戶的飲食資源缺乏，也讓我父親從一出生就體弱多病。

有一次在他嬰孩時期，已被醫生宣告即將呈現死亡。我祖母窮到連棺材都買不起，一家大小含著眼淚，用一個裝燈的箱子充當棺木，把我父親那已沒有生命跡

象的小身軀放在一旁，等著隔天下葬。

　　我祖母蔡水女士半夜醒來，很捨不得地走到爸爸的小身軀旁，想再看看、摸摸這個即將埋葬的么兒。然而，竟突然摸到他似乎又有微弱的體溫，她半信半疑地把爸爸抱回懷裡親親、抱抱，一直抱到了天亮。沒料到，他竟然又甦醒了過來，讓全家人又驚又喜，趕忙把那具一家人含淚找來的「不吉利的小棺材」處理掉。父親也就這樣被養大了。

　　但或許也因著他嬰幼兒時期的那一場大病，父親從小身體就非常不好。而身為三級貧戶遺腹子的他，自覺最幸運的，便是能上教會、認識耶穌。父親從小音感就不錯，高中音樂老師還配合學校政策，免費教他彈鋼琴，為他日後的鋼琴造詣奠定了基礎。他學生時代也擔任鹿港高中「樂儀隊」的隊長兼指揮，並在鹿港長老教會詩班參與音樂事奉。在所有的聖詩中，他最喜歡的一首便是〈耶穌愛我〉，那是他從小就愛聽的一首歌，歌詞寫道：

> 耶穌愛我萬不錯，
> 因有聖經告訴我。
> 凡小孩子主牧養，
> 我雖軟弱主強壯。

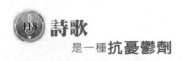

或許是這首歌的歌詞彷彿切中了父親的生長背景，無怪乎他一直到老，都很喜歡這首歌。而耶穌也真是愛他，讓他這個體弱多病的鹿港三級貧戶遺腹子，不但沒有英年早逝，後來竟還能有幸去到海外讀博士學位，說起來都是上帝的恩典。

　　爸爸甚愛這首歌，據他說，在我還在襁褓中時，每晚睡前，他都會抱著我，唱這首他最喜歡的詩歌給我聽。這幾年，我所正做的許多事情，其實也都超過我的能力範圍；而我後來在某些方面的表現，也遠遠超過一些長輩在我小時候對我的預想，有什麼祕訣？說穿了還是那個信念——「我雖軟弱，主強壯」！這個信念也是我爸爸這個三級貧戶出身的牧師，所給過我最有價值的傳家寶。

　　聖經告訴我們，主的能力是在人的軟弱上顯得完全。來到上帝面前坦承自己的軟弱，並倚靠祂，祂總會讓人經歷許多驚喜與感動。

【生活中的小建議】

記得我父親還能講道時，有一次，他曾在病後站上講台，用自己的抗病例子激勵會眾，說：「人生再苦，都要有信心面對；再難走，都要走；走不過去，用爬的！上帝必給我們恩典面對。」當時，我在台下聽了大受感動。敬與大家分享這段話。

詩歌
是一種**抗憂鬱劑**

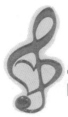

詩篇裡的音樂治療
——從新得力的「音樂處方」

我在大學裡教書，所有教授的科目中最受歡迎的一科，不是必修課，而是一門名為「音樂治療」的選修課。如何用音樂來療癒人心，似乎令許多醫學院的學生感到興趣；可能因為課題新鮮，甚至讓一些資管系、統計系、化學系、體育系等外系的學生都新奇地來跨院選修，意外成為敝系人氣最爆滿的一門選修課。

說到「音樂治療」，聖經中的詩篇裡有許多的詩詞，就可以是很好的素材。舉例來說，神學家馬丁路德（Martin Luther, 1483-1546）在德國奧斯堡受審時，詩篇第四十六篇曾給了他極大的幫助，他還將裡面所描繪的意境，改編為著名詩歌〈堅固保障〉（*A Mighty Fortress Is Our God*）！歌詞開頭即寫道：

上主是我堅固保障，

莊嚴雄峻永堅強；

上主使我安穩前航，

助我乘風破駭浪。

在我父親好友李景行牧師的著作《音樂與崇拜》中曾提到，有一次，一群基督徒正被迫害，面臨死亡，可想而知他們當時會有多害怕！此時，卻有一個小女孩哼起了這首〈堅固保障〉，眾人大受感動，不一會兒，所有人均哼著這首聖詩，對於眼前的死亡不再恐懼，欣然就義。

據說，1870年，拿破崙攻打普魯士的某個主日，他進軍到某處時，聽到普魯士軍營中眾人高唱這首〈堅固保障〉，士兵們堅定地唱著：「上主是我堅固保障，……助我乘風破駭浪。」這些歌詞讓拿破崙聽了大為震憾！這位向來自負的軍人，便很驚惶地對旁人說：「今日絕不可與這種人交戰，恐怕對我軍不利。」便暫離那地。

現代人心壓力大，每個人都會面臨不同的恐懼、苦難、壓力；也許，這首〈堅固保障〉也能成為您我從新得力的「音樂處方」。

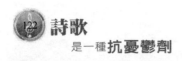

詩歌
是一種抗憂鬱劑

有些研究音樂治療的論文說：快節奏的音樂方能激勵、振奮人心；而慢節奏的音樂則適用於使人平靜。我不覺得這是鐵律，例如這首〈堅固保障〉便是一首不折不扣的慢節奏曲子，但它在歷史上卻不知曾激勵、振奮了多少人！

我不得不讚嘆：詩篇裡的音樂治療，效益著實讓人驚豔。

 【生活中的小建議】

有研究指出，在運動時，聽（或在心中哼唱）快節奏的音樂，可以有效地提升運動的體能持續度，您不妨試試！

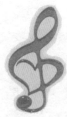

祂用自己來代替
——倪柝聲的信心與風範

我有一位好朋友，現在的他與以前的他差太多了！現在的他，變得較有同理心，較誠懇、實在，也較有禮貌。記得有一次我問他原因，他只是淡淡地說：「沒什麼，可能是這幾年上帝帶領我經歷的挫折多了，所以有所成長。」

過去大家都曾為他這些年所遭受到的挫敗而感到不捨，但也都覺得：現在的他，真的可愛多了，套句教會裡常用的術語：現在的他，感覺更有耶穌的樣式。

類似的情況還真不少：

許多有基督樣式的婚姻輔導者，自己過去曾經歷過婚變的衝擊；

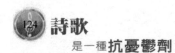

許多有基督樣式的醫院志工，自己的家人曾經罹患癌症；

許多有基督樣式的安慰者，自己過去也曾受過同樣的痛苦。

類似的例子不勝枚舉，或許真是這些打擊，間接造就了一個人的品德，讓他們更活出基督的樣式，變得更可愛，更能幫助旁人。

這讓我想起了倪柝聲弟兄（Watchman Nee, 1903-1972）所寫過的一首詩歌〈若不壓橄欖成渣〉。這首歌的副歌相當感人：

> 每次的打擊，
>
> 都是真利益，
>
> 如果祢收去的東西，
>
> 祢以自己來代替。

我很喜歡這句話：如果祢（耶穌）收去的東西，祢（耶穌）以自己來代替。

每個人生命中都會「失去」一些東西：失去健康的家人，失去某種志願，失去某些姻緣；然而，這些打擊其實都是有意義的！它讓我們變得更成熟，變得更倚靠主，變得更有主的樣式。

您不覺得許多很有愛心又成熟的基督徒們，他或他的家庭都曾經歷過一番苦難，都曾失去過一些東西嗎？

　　耶穌收去的東西，祂會用自己來代替！祂親自進入我們的生命，來彌補、動工；因此這些打擊，著實讓我們更成熟、生命更有基督的樣式。

 【生活中的小建議】

　　許多人在享受成功之前，都曾經歷過一段時間的低潮，但那些低潮後來都成為其與眾不同的關鍵。也許，下次我們可以換種心態來看待我們人生中的某些不順遂。

詩歌
是一種**抗憂鬱劑**

章後語

〈樂來越健康〉

——背景音樂、心情與行為科學

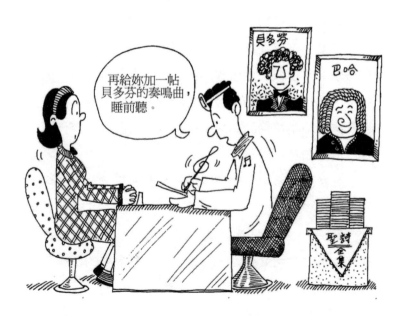

這幅漫畫，是台灣優秀的漫畫家張蓬潔女士所畫的，因為有一次我在報紙上寫了一篇談音樂治療的文章，該版主編就請張女士為我那篇文章畫了這幅有趣的插畫。

說來莞爾，我過去幾年雖是在醫學院專任教職，但卻指導了好幾篇與音樂有關的碩士論文，包括：「醫院環境中的背景音樂對於民眾等候時間知覺的影響」、「客服專線中的背景音樂對於降低消費者怒氣的影響」之類的論文題目。而我本身發表在國際上的研究論文，也常關注在背景音樂對人類行為的影響。

音樂，可以在不知不覺中影響一個人的行為舉止！在醫學上，音樂刺激可經由視丘傳遞至大腦皮質，而視丘又控制了人的情緒，因此當音樂刺激介入時，便能達到安撫或刺激情緒的功能；而國內、外的許多研究亦呼應了這樣的身心機制。

許多研究發現，環境中的背景音樂可以改變一個人的用餐心情、候診心情，甚至是消費心情。現代人講究「裝潢」，認為好的裝潢可以改善生活品質；其實，就行為科學的角度而言，背景音樂也是很好的「無形裝潢」，可以大大改善人們的行為與生活。

當然，背景音樂對行為的影響是一種很複雜的機

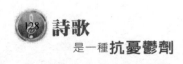

制，畢竟音樂是藉由大腦而影響一個人的行為舉止，如何能不精妙、複雜？因此當我越研究，就越感到自己的無知、渺小，就越不得不讚嘆上帝造物的精妙與偉大。

詩歌
是一種**抗憂鬱劑**

PART 3

帶來「**方向**」的
心靈處方

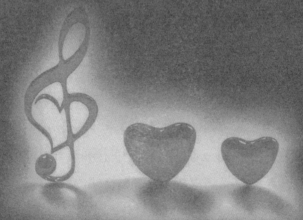

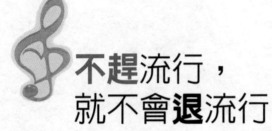

不趕流行，
就不會退流行
——詩歌〈求主領我〉的省思

經有位心理學家形容道，「趕流行」有時是一種「集體焦慮」（Collective anxiety）的社會現象，為什麼？因為「怕」自己和別人不一樣，「怕」自己得不到認同。事實上，如果一個人深知自己此生的路線與定位，有什麼好「怕」的？又有什麼好仿的？

這讓我連想到，十九世紀末有一位非常有名的聲樂家戴維斯（Frank M. Davis, 1839-1896），他是農家子弟出身，時常幫美國東部、南部幾個州的教會團體創作聖詩。1882 年的某一天，他坐上了一艘渡輪，在甲板上的他看著一望無際的茫茫水域，以及自己所身處的行進

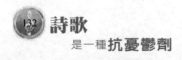

詩歌
是一種**抗憂鬱劑**

中的渡輪，忽然間心中響起了一段美妙、簡單的旋律與歌詞，於是馬上將之記下，後來成了人們耳熟能詳的詩歌〈求主領我〉（*Lead Me, Saviour*）。這位聲樂家所寫的歌詞如下：

> 求主領我免走錯，體恤引導我全路；
> 主在身邊極安全，願在主愛中居住。
> 　領我領我，求主領我免走錯；
> 恩領我安渡歲月，直到享受天家樂。

從一個農家子弟到一個聲樂家，這轉行還轉得真大！因此我們不得不說，戴維斯的人生確實如他所寫的歌詞一樣，滿有上帝的帶領。的確，不只是渡輪在茫茫大海上需要引領，人活在世上更需要有上帝的引領，才不會走錯路。

戴維斯的歌詞一開頭就寫道「求主領我」，這四個字其實可以有著很深奧的學問，足以讓一個神學家寫一篇洋洋灑灑的論文。我沒有辦法長篇大論地講述這四個字的深意，但我卻相信「求主領我」與「趕流行」絕對是彼此的反義詞！可不是嗎？當一個人只想要趕流行時，就很難聽到上帝的聲音，也就很難活出上帝所賜給他那獨特的特質、路線與格局；而且，「趕流行」往往

會讓人越趕越「怕」，無法從中得著真正的平安。

在我還讀大學的時候，我就很喜歡向身邊的同儕分享一個人生觀——「不要趕流行，就不會退流行」！一直到今天，這仍是我的座右銘之一。許多人為什麼會喜歡「趕流行」？其實乃是因為心中缺乏一份自信心與安全感，深怕若和大家不一樣，就會不夠光彩。然而許多人東追西仿的結果，不但沒有一個定向，反而回過頭來看才發現是一場空，才發現走錯、走偏了，沒有活出應該活出的自己。

其實，上帝創造每一個人都是珍貴而獨特的，人若能夠找到並活出上帝所賜給每個人的那獨特的特質、路線，那才是真正的活出美好。

人生，不需要趕流行；不趕流行，自然也就不會有怕被退流行的擔憂，因為您已知道自己正走在一條上帝所要您走的路線上，而這將是何等蒙福、有價值的事。願我們都能像聲樂家戴維斯在〈求主領我〉中所寫下的歌詞一樣，學習傾聽主的聲音，活出平靜安穩、滿有價值的人生。

詩歌
是一種**抗憂鬱劑**

【生活中的小建議】

很多時候，「方向」比「努力」重要！一個人
生有清晰目標的人，也許不一定會比較有錢，
但一定會活得比較快樂，也比較有踏實感。

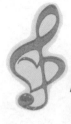

成功，不一定要踩在
別人的頭往上爬
——樂善好「詩」的宣教士

容我在此介紹一位相當「成功」的人物——希伯
（Reginal Heber, 1783-1826）。

優秀的他生長在十八世紀末英國的一個書香世家，
那是一個充滿文藝氣息的成長環境，他的兄長甚至還擁
有一座藏書十五萬冊的私人圖書館。在家庭環境的耳濡
目染之下，他從小就非常喜歡寫文章，而所寫的文章也
曾多次在學校裡獲獎。

更特別的是，希伯似乎天生就有好心腸，他自幼就
一點也不自私！從小看到有需要的人，他會掏錢出來幫
助他們。據說，在他小時候上學途中，家人必須把他的

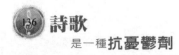

口袋先縫起來，等到了學校才由老師打開，否則這個孩子會在一路上把錢全分給他所看到、認為有需要的人，把身上的錢全數分光。這樣的畫面，想來還真是莞爾。可能您要說：這孩子的心腸也未免太好了！

　　長大後，希伯成了一位牧師，他在故鄉牧會了十六年。後來，他進入印度宣教。那是一個當時生活環境極差的國度，許多人都撐不下去。希伯在那裡堅持奉獻了三年之後，卻突然去世了，享年僅四十二歲。他的英年早逝，令許多人惋惜。

　　因著他從小喜歡寫詩，因此留下了不少詩句，並被人改編成聖詩，其中最有名的一首，便是大家所熟知的經典名曲〈聖哉！聖哉！聖哉！〉（*Holy, Holy, Holy*）在被譜曲後，這首詩歌顯得極為莊嚴，卻讓人聽了格外平靜安穩。這首〈聖哉！聖哉！聖哉！〉蘊含著極神聖而宏偉的氣勢，曾被詩人丁尼生喻為是「世界上最偉大的詩歌」！

　　一個人的作品，竟能被後人喻為「世界上最偉大的詩歌」！無疑地，這位希伯是一位非常成功的人物，但他並不是好爭競、算計的人；他只是用一顆很單純的心，及善用上帝賦予他的恩賜，來完成上帝託付他的使命。

有人說，這是一個講求「厚黑」的社會；更有人說，成功，就是要懂得「踩著別人的頭往上爬」。我們不能否認有些人靠這種方法成功，但頂多也只能承認那是功成名就的其中一種方式，而不是唯一的途徑。

　　希伯牧師就是一位從不踩著別人的頭往上爬的人，但他依然成功了！他的作品、風範對後世所帶來的影響力，遠遠大過許多與他同一年代的企業家、政治人物。成功，真的不一定要踩著別人的頭往上爬，真的不一定需要靠著以貶低別人的方式來肯定自己。期待您我都能成為一個「上進而厚道」的人。

　　【生活中的小建議】

　　希伯是個樂於助人的人，這讓我想起心理學大師雅羅姆（Irvin D. Yalom）曾提出一種療效因子──「利他主義」（altruism），意即「幫助他人，能使自己快樂」，這是改善情緒很有效的方式。

詩歌
是一種**抗憂鬱劑**

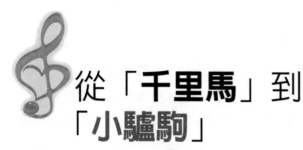

從「**千里馬**」到
「**小驢駒**」
——「韓德爾」的心路歷程

曾經在香港的《傳書》雙月刊中，讀到一篇由余正
遠先生所寫的文章，寫到音樂家韓德爾（George
Frederick Handel, 1685-1759）創作〈彌賽亞〉的心路歷
程，相當發人省思。

韓德爾原本就是一個著名的歌劇家，意氣風發、不
可一世。在他生命中有近三十年的時間，所寫的歌劇都
是為了取悅當時的貴族，也極受肯定；他也盡力在貴族
面前展露才華，為自己樹立聲望。然而，後來韓德爾的
創作力卻一度到了江郎才盡的窘境，使得他的聲望與家
境開始走下坡，所經營的劇院也發生了財務困難。

在一個偶然的機會下，輾轉有人給了他三部劇本，那三部歌劇全以聖經故事為藍本。韓德爾原本還只是想藉著寫這三部歌劇來賺點小錢，但後來卻越讀越感動，越被當中的聖經章節所震撼！漸漸地，他的焦點從賺錢轉到天父身上，因而決定獻上自己，為主所用。後來竟在很短的時間內，便寫出了神劇〈彌賽亞〉。

在創作神劇〈彌賽亞〉的過程中，當他寫到「哈利路亞」大合唱的部分時，他淚流滿面，甚至感動得雙膝跪下，直說：「我看到天開了，我看到了救主耶穌！」而這部分也成了神劇〈彌賽亞〉中最經典的地方。1742年在倫敦正式公演時，感動了無數人心；一直到今天，〈彌賽亞〉都是一部榮神益人、震撼心靈的音樂巨作，其影響力遠遠超過韓德爾之前的其他作品。

韓德爾後來的創作態度，讓我想到新約聖經中，耶穌進聖城時所騎的那頭「小驢駒」，是那樣地不為自己，那樣地擺上、為主所用。

在華人的文化中，人們很喜歡用座騎來比喻人才，因此許多人才都自喻或被喻為良馬。若以此觀之，韓德爾在音樂上才華洋溢、炙手可熱、眾人仰之而不可得的程度，若真要以座騎來形容他的優越，真足以稱作音樂人才中的「千里馬」！無怪乎他曾經風光一時。

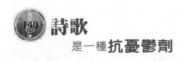

詩歌
是一種**抗憂鬱劑**

韓德爾這匹「千里馬」，的確靠著自己的實力而獲得不少掌聲。然而，再好的馬也有跑累、跑喘的時候，他倚靠自己的能力，終究還是跑到了江郎才盡的窘境；但當他肯為主所用，心境上變成一匹「小驢駒」時，他卻在創作過程中經歷到無比的喜悅與震撼，並再度超越過去的自己。

從「千里馬」到「小驢駒」，可以用來形容韓德爾心境轉變的過程，也可以說是他從新得力的祕訣。我相信在天國裡，「小驢駒」遠比「千里馬」要來得更稀有、珍貴。

 【生活中的小建議】

韓德爾是一個善於創作的人。許多作曲家與文學家都曾表示，「創作」是一種享受，甚至是一種排遣憂鬱的方法。現代人發表創作的舞台變多了，您不妨透過個人的部落格（blog）或臉書（facebook）來發表個人創作，這也許是一種很棒的療癒與心靈養生！

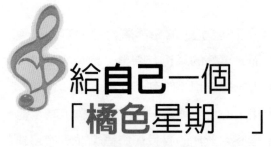

給**自己**一個
「**橘色**星期一」

——善用星期天，讓星期一不再憂鬱

說真的，對我而言，星期天是非常重要的日子。除了偶爾應邀去一些教會講道之外，星期天對我而言最大的享受，莫過於聽聽好聽的詩歌，或是坐在台下聽一篇振奮或撫慰人心的講道。放下不必要的擔憂與人情壓力，也放下某些世俗的職稱或身分，靜靜地讓心情沉澱下來。

有個源自英國的非正式心理學名詞，稱作「藍色星期一」（Blue Monday）。因為「Blue」可同時譯作藍色或憂鬱，因此該名詞所要表達的現象，是人們常在星期一早上、甚至是星期日傍晚開始，就會陷入一種淡淡的

哀愁，因為假期即將結束，要開始重新面對工作。這種現象其實是人之常情、無可厚非；然而，如果能夠善用星期天，讓心靈沉澱、充電一下，那麼面對星期一常見的鬱悶狀態一定會大幅減低。善用星期天，對未來一週的心理健康助益何其大矣！

說到星期天，台北有某間大型的長老教會，每個星期天上午要開始聚會時，都會帶領會眾唱一首旋律優美的詩歌〈要等候主〉，其歌詞寫道：

> 要等候主，傾聽祂慈聲，
> 凡那等候主的人，必重新得力；
> 要等候主，讓聖靈運行，
> 那裡若有主的聖靈，就有真平安。

我非常喜這首詩歌，甚至有好幾次當我面臨低潮時，這首詩歌幾度提醒我、安慰我，幫助我再度站起來；或許是因為不少人喜歡這首詩歌，無怪乎該教會每個星期天早上都會誦唱。相信這也幫助了不少參加聚會的會眾能更有平安與力量，來面對未來一週的挑戰。

星期一，為什麼一定是藍色的？我認為如果善用星期天，則星期一其實可以是橘色的！橘色，代表了幸福、快樂與活力；甚至有人視為吉祥、喜氣的代表色。

善用星期天，暫時放下不必要的擔憂，也放下某些世俗的職稱或光環，絕對可以讓星期一的憂鬱指數有效地降低。

願您我都能常擁有「橘色星期一」，讓星期一不再是憂鬱，而是幸福、快樂與活力的起點！

 【生活中的小建議】

面對「星期一」的來到，採取「主動出擊」的方式來面對，而不是被動接受，如此將可以有效地克服星期一常見的抑鬱感。

詩歌
是一種**抗憂鬱劑**

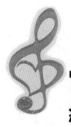

當「功成名就」
變成「功陳名舊」
——獻給所有的政治人物

想到台灣的「政治人物」，您會先想到哪一首歌？大概有幾首是他們最常唱的，包括〈愛拚才會贏〉、〈感恩的心〉、〈月亮代表我的心〉等等。

說到「政治人物」，日前曾拜訪一位牧師，言談間他提到過去台灣一位地方首長，最近在他的教會受了洗，還在地方上引起不小的騷動。因為曾經身為地方首長的他，過去一向是地方上各種大小祭典與廟宇慶典的「主祭官」，怎麼搖身一變，竟變成一個每週上教堂的基督徒了？

據轉述，是因為他卸任後轉而經商，但在事業上遇

到了許多挫折，許多的天災與失算讓他陷入困境。從一個雄霸一方的民選地方首長到商場失意的落魄之人，當中的落差實在讓他難以調適，一度幾近崩潰。後來他輾轉來到教會，因著信仰的力量，他學會也看開了人生許多事，心裡享受到了前所未有的輕鬆、平安與喜樂，這也讓他決定成為基督徒。

拜訪完那位牧師的第二天剛好是禮拜天，我照常回到自己所屬的教堂聚會。詩班唱了一首由金培達作詞作曲，名為〈永恆的答問〉的詩歌。歌詞唱道：

> 在世上有多少歡笑，能使你快樂永久？
> 試問：誰能支配將來？永遠不必擔憂？
> 名和利，哪天才足夠？能使你滿足永久？……
> 今朝多少光彩，在明日轉眼消失離開？
> 不朽的生命永存在，在耶穌基督裡面，
> 在跟隨祂的人心間。

優美的歌聲伴隨著歌詞，讓我的心悸動不已，也讓我想到了前一天所聽到的那位地方首長生命的轉變。

可不是嗎？再「功成名就」的人，也會有「功陳名舊」的一天；再紅的人，都會遭遇失敗，或因過氣而被人遺忘。當功勞成為陳年往事，當名氣漸漸退去之時，

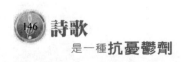

詩歌
是一種**抗憂鬱劑**

我們還能快樂嗎？如果我們快樂的基礎是建立在名利上，則似乎不是享有快樂的長久之計。

那位地方首長的見證，以及詩歌〈永恆的答問〉中的最後幾句歌詞，似乎也透露出了常保快樂的祕訣。政治人物們常為了一次選舉或是四年一次的權力而爭得你死我活，但這真的是他們真正想要的嗎？或許，台灣的政治人物們最該接觸的歌曲，是這首〈永恆的答問〉！您說是嗎？

廿四小時之內，我聽到了關於那位地方首長的生命故事，又聽到了一首旋律優美且寓意深遠的詩歌，我不得不說，這真是一個美好的週末。

【生活中的小建議】

人，可以擁有名利，但不要被名利捆綁。

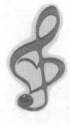

日劇「白色巨塔」片尾曲

——聖詩〈奇異恩典〉的感人篇章

耶穌有個名叫「彼得」的學生，從現代人的角度來看，他幾乎可以說是耶穌的「大弟子」！但小時候的我，曾經對這位大弟子感到有些失望。話說在耶穌被陷害、逮捕前，他曾一度信誓旦旦地說要捍衛耶穌，但最後卻跑得遠遠的。以他當初作承諾的那股氣勢，當耶穌被羅馬兵丁抓進殿堂時，他理當衝進去對著台上的彼拉多或該亞法，堅毅地大喊出：「我要打十個！」之類的話，這樣才夠民族大義！然而，按照聖經上的記載，他當時卻是躲得遠遠的，一度讓我讀了非常失望。

長大之後，自己也經歷了一些事，能開始同理彼得

當時的心境，畢竟人性都是極軟弱的，能成大器是一種「恩典」，但往往也需要時間。不可否認，後來的彼得，確實也成就了許多大事。

說到恩典，讓我想到了十八世紀英國的一位人口販子約翰牛頓（John Newton, 1725-1807）。他後來寫了〈奇異恩典〉（*Amazing Grace*）這首詩歌。據說，這首詩歌後來還曾蟬聯美國流行音樂排行榜的第一名！

約翰牛頓其實是個未受到很好管教的孩子。他自幼喪母，父親則是一位在地中海經商的船長，從小便跟著父親跑船，沒唸過幾年書，少時行為不正、放蕩不羈，連父親都差點不想認這個兒子了！他後來到處閒混，被雇主欺凌、販賣過黑奴，並吃喝嫖賭，還曾有過入獄的不良紀錄。

後來，他無意間接觸到了一本福音書籍，讀後大受感動，並自覺慚愧。他決定痛改前非，重新找回自己活著的意義與價值，並努力地以自己的生命見證來幫助那些失意、迷失的人。之後，他竟然還成為一位牧師！有一天，當他回顧過去時便有感而發，將自己一生的轉折寫成了這首〈奇異恩典〉，其歌詞寫道：

奇異恩典，何等甜美，我罪已得赦免，

前我失喪，今被尋回，瞎眼今得看見；……

許多危險、試練、網羅，我已安然經過；

靠主恩典，安全不怕，真是何等寶貴。

幾年前，由日本巨星唐澤壽明、江口洋介、黑木瞳等人所主演的「白色巨塔」連續劇，在日本、台灣掀起了收視高潮。而這部日劇的片尾曲就是這首〈奇異恩典〉。優美的旋律，為該片增添了許多氛圍。

親愛的朋友，不論是彼得也好、約翰牛頓也好，他們都曾是軟弱的人，都曾經歷懼怕與茫然，但天父的恩典卻慢慢讓他們成了大器！在這混亂、憂鬱的世代，只要您願意，天父也為您預備了屬於您的奇異恩典！

 【生活中的小建議】

上帝給人的免費恩典實在很多！陽光就是一例！許多研究報告均指出，「陽光」可以有助於人們改善憂鬱的情緒，甚至被發展為「光照療法」（phototherapy）。陽光，真是大自然中免費又有效的心靈處方！

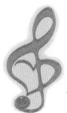# 天國的政府發言人

——一起活出〈敬拜主〉的生命

美國加州有一位很有名、極有才華的資深牧師，名叫海福德（Jack Hayford, 1934-）。有一年，他途經英國時，英國正在舉辦英國女王伊利沙白二世加冕廿五週年的慶祝活動，舉國歡騰。海福德牧師走訪了幾處皇家景點，並感受到英國人民對王室的擁戴，覺得非常感動。

他忽然想：「對地上的君王如此，難道對天上的君王不更該如此嗎？」看到英國王室的輝煌場面，在歸途中，一段旋律與歌詞忽然從他心中響起。他便趕緊要太太一起幫忙把那旋律與歌詞記下，中文版的歌詞如下：

敬拜主，敬拜全能的主，

榮耀能力，一切讚美都歸給祂。

敬拜主，敬拜權柄的主，

從祂寶座能力流出，流到萬民。

來高舉，一同高舉，主耶穌聖名；

來彰顯，一同彰顯，耶穌榮耀王。

敬拜主，敬拜尊貴的主，

祂曾捨命，今得榮耀，萬王之王。

　　或許是才受到英國王室慶典的氣氛感染不久，海福德牧師所創作的這首〈敬拜主〉（*Majesty*，頭兩句英文歌詞原文，應譯作：「君威，敬拜祂的君威」）氣勢顯得極為磅礴！很快地，便傳遍了世界各地，成為各地基督徒甚喜愛唱的一首詩歌。毫無疑問的，這是一首很有王室氣度與大器格局的詩歌。這也無可厚非，因為作曲的動機是要獻給那天國寶座上最大的主宰，氣勢怎能不磅礴？

　　而說到國家慶典，每個「國家」都設有「政府發言人」的角色。美國有「白宮發言人」，日本有「內閣官房長官」，台灣過去有「新聞局局長」，這些都是政府的化妝師，代表了該國政府的形象。若各國都有政府發言人，那麼，天國也有嗎？有的！我喜歡這樣形容：天國的政府發言人之職稱作「基督徒」。基督徒平日的言談與作為，即代表了這個信仰的形象，影響甚深。

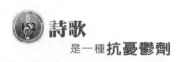

如果您是基督徒，下次在職場上要發言時，記得名牌上已悄悄被寫上了「天國的政府發言人」這八個大字。因此要懂得言所當言，也要得懂得靜默有時。

　　很多華人基督徒認為「敬拜」兩字，就是單指某些宗教儀式。然而，儀式從來就不是基督信仰中的關鍵核心；真正的「敬拜」，是指一種「生活態度」，更甚於是一種「儀式」。的確，敬拜絕不是限定在週日，更不是限定在教堂建築物中。在平日的生活中，活出應有的形象與見證，有良性的發言與作為，使主得榮耀，這就是最好的敬拜！

 【生活中的小建議】

　　基督徒不要稚拙地切割自己的生活、時間，把週間的工作視為「屬世」，認為只有週末的教會生活才是「屬靈」的。這種不成熟的二分法，往往是許多基督徒在週間罹患「職場憂鬱」的一大病因；事實上，若我們懂得將「敬拜」的態度活用到生活中的大、小事務時，就會覺得每件事都有意義，週間的心自然也就充滿喜樂。

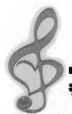

寡慾，但不無為

——懷有〈興起為耶穌〉的心志

美國曾有一位名叫丁達理的牧師（Dudley Tyng, 1825-1858），他在基督教歷史上是位相當年輕有為的牧者。但若我們能穿越時空，乘坐時光機回到兩百多年前，邂逅當年的他，恐怕還真不知是該替他捏一把冷汗，還是該替他鼓掌叫好？

丁達理牧師原本在他父親的教會參與服事，那是美國前總統林肯提倡廢除黑奴制度的年代。年輕的丁達理牧師在其教會內大力響應解放黑奴運動，然而教會中卻有部分白領階級信徒反對這樣做，教會許多前輩也不盡然支持他。於是，年輕的丁達理牧師決定默默地站出來，走自己的路。

我們可以想像，當丁達理這位年輕的牧者決定走自

己的路時，所可能遭遇到的種種批評，包括不順服權柄、不願合一等負面宗教字眼，都可能扣在他這個青年的頭上。然而，他在禱告尋求之後，仍決定堅持自己的理念，與一群年輕人另外共同創立了一間新的教會——「聖約教會」（The Church of the Covenant）。

1858年3月30日，丁達理牧師主領了一次特會，經文用的是出埃及記十章11節「你們這壯年人去事奉耶和華」，當天，共有五千位會眾前來聽講，信息內容令許多人大受感動。那是一次成功的特會，讓許多人聽得熱血沸騰！然而，過不多久，丁達理牧師在一次意外中，手臂竟被捲進打穀機裡，且因失血過多而宣告不治，那一年，他才卅三歲。而他在病床上的臨終遺言卻是：「要興起為耶穌。」

他的好朋友杜福德牧師（George Duffield, 1818-1888）是一位多才多藝的牧者，丁達理牧師的生命讓他深受感動，於是以丁達理牧師的遺言「要興起為耶穌」作了一首慷慨激昂的聖詩〈興起為耶穌〉（*Stand Up, Stand Up for Jesus*）。

這首〈興起為耶穌〉曲調非常振奮人心，不同於一般傳統聖詩的輕柔優雅，它唱起來有如進行曲，氣勢非凡，而這也與丁達理所活出的人格特質非常相似——積

極而上進。

　　許多人覺得基督徒活在世上就應該「寡欲無為」，我卻不以為然。我認為在心境上確實應該「寡欲」，但在行為上卻不可以「無為」；相反的，應該要在自己的崗位上，盡力為主做得更好。我所敬愛的東山街浸信會的楊良楚牧師曾在臉書上寫過一篇文章，他說：人服事主時，當要有一種「神聖的不滿足」！意思是總覺得自己做得還不夠好，還可以為主再做得更好。我非常贊同這樣的說法。

　　耶和華是看人內心的主，無論祂要我們做何事，祂看重的並不是我們做事的成果，而是我們做事的那份動機與心意。無論祂給我們各人的崗位是什麼，願我們都能多一點「神聖的不滿足」，在自己的崗位上有為主積極、為主上進、為主興起的心志，盡心為主擴張境界。

 【生活中的小建議】

　　這世界很奇妙，當您有些異於前人的理想或路線，而你只做一陣子，便會被人稱作「叛逆」；但若能有心持守一輩子，就會被稱作「大師」！願我們都能找到一條上帝應允我們的路。

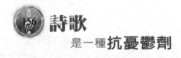

詩歌
是一種抗憂鬱劑

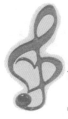

令人快得**憂鬱症**的詩歌？
——瞭解〈一切全獻上〉的真諦

「**就**是這首詩歌啦！我每次聽到都不爽，都要得憂鬱症了啦！」曾有某位弟兄向我這樣抱怨。

詩歌總是帶給人平安與喜樂，但究竟是哪一首詩歌這麼「猛」，竟會讓人聽了要得憂鬱症？他所說的，是一首名為〈一切全獻上〉的詩歌，其歌詞寫道：

主啊，我今完全獻上，一切所有歸於你，
一生行事盡依靠你，日日與你不分離。……
一切全獻上，一切全獻上。
我將所有全歸耶穌，一切全獻上。

為何這首詩歌令他「不爽」到形容自己快得憂鬱症？就是那段副歌歌詞，他激動地說：「我的薪水只有區區三萬元，已經有什一奉獻了，再加上水電與稅金，要養家活口已經很吃緊，這還不夠嗎？還要什麼『一切全獻上』！是還要我把薪水、儲蓄全捐給教會嗎？好不容易有週休，我已經有參與教會崇拜與服事，這還不夠嗎？什麼『一切全獻上』！是還要我乾脆辭掉工作、不管一家老小，一週七天全住在教堂裡嗎？」

　　我可以瞭解這位弟兄的忿然，也可以理解為何他說這首詩歌令他不爽到形容自己快得憂鬱症。但這當中其實有「誤會」。憑心而論，把薪水、儲蓄全捐給教會，一週七天全住在教堂裡，從某個角度來看也是一件美事；但這絕對不是「一切全獻上」的唯一選項，甚至只是上帝對極少數、一小群人們的呼召。

　　那麼，對大多數的人而言，什麼叫作「一切全獻上」？不一定是要放棄、隔絕一切，躲進看似神聖的地方以求安全感；一切全獻上，更可以是指用神聖的心態，做每一件在生活、工作中看似平凡的事，讓凡事都像是為主而做的。舉例而言，聖經上說：「做在弟兄中一個最小的身上，就是做在主身上。」（太廿五40）各行各業都有機會接觸需要幫忙的不起眼人們，當我們肯

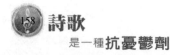

用神聖而委身的心態做我們的工作，服事我們的家人、同事、病人、學生、客戶、朋友……，做在那些最小、最需要我們幫助的人身上時，就是在服事主！就是「一切全獻上」了！

　　華人社會深受佛、道教文化的影響，以至於許多基督徒在談到「一切全獻上」時，都會不知不覺地套用佛、道教文化的「出家」模式來詮釋。這固然是一個選項，但絕不是唯一的方式，端看個人的感動。「一切全獻上」不一定是要信徒把薪水、儲蓄全捐給教會，不一定是非要信徒一週七天全住在教堂裡服事。已故名牧約翰衛斯理曾說：「全世界都是我的教區。」一切全獻上，是指在主為您所安排的各樣身分、職分、職業上好好地擺上，凡事盡心，一切像是為主做的，就是一切全獻上了！

　　希望下次大家在聽到〈一切全獻上〉這首詩歌時，不是不爽到快得憂鬱症，而是能瞭解其真諦，把自己的身分、職業獻給主，在各行各業、各個角落榮耀主的名。

【生活中的小建議】

把生活中的每一個角色、職分努力扮演好，一切像是為主而做的，對主而言，就是一種窩心的奉獻了！

詩歌
是一種**抗憂鬱劑**

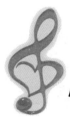

成為**職場**上的**月亮**

——讓自己發光的關鍵

每年的中秋節，總是華人最開心的日子之一，它有著團圓的寓意；而那一天的月亮又大又圓又亮，著實讓人賞心悅目。在西方，貝多芬與德布西這兩位音樂家，都曾不約而同的以「月光」為名創作曲子，以傳頌其美。

月亮，是個很特別的天體，在工業大革命以前，它是許多古人夜間行路與做事的照明。它的名稱中雖有個「亮」字，然而在天文學上，卻一點也不亮！它本身壓根兒不是一個光體，而且一點都不美，充其量不過是宇宙中一塊醜陋的大石頭；它能夠在夜間發光，完全是因為它反射了太陽的光芒。

說到光，讓我想到許多各地的漂亮教堂，裡面常有

華麗的人物雕像或畫像；那些人物的腦袋後面都有意無意地被刻、畫了一個光圈，代表後人對他們的崇敬。這些被做成人像的人們，其本質真的這麼不凡、偉大嗎？才不是！他們有人充其量不過是個打魚的，不過是個鋸木頭的，不過是個渾身銅臭味的，他們在本質上根本不是什麼偉大的人物！

然而，因著這些人跟隨了耶穌，活出了耶穌的教導，並用生命映出了耶穌的光芒與榮美，使得後人在刻畫他們的人像時，不禁也想在他們的腦袋後面加上一個光圈。

可不是嗎？很多人，就像「月亮」一樣，本質也許不怎麼樣，不過是一塊醜陋的大石頭，然而因為與上帝的距離很近，因而反射了上帝的光芒與榮美。

發光，好難！的確，人的本質也許都不夠好，不能靠著自己發光；然而，我們卻可以反射出上帝的光輝。無論您的職場為何，願您我都能學習在職場上成為「月亮」，在世人面前反射出上帝的光芒與榮美。

詩歌
是一種**抗憂鬱劑**

【生活中的小建議】

月亮本身不會「亮」，只不過是反射亮光；我們不妨用更謙卑的態度來看待我們在人前所活出的光彩。

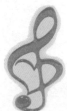

上帝寫給人類的情書
——漫談聖詩〈堅立在應許上〉

前 一陣子偶然間在網路上聽到一首老詩歌〈堅立在應許上〉（*Standing on the Promises*），勾起了我許多兒、少時的回憶。

這首詩歌的作曲者是卡特（Russell Kelso Carter, 1849-1926），他曾在軍校任教，後來成為衛理公會的牧師。會唱這首詩歌的人恐怕不多，但我因為父親的關係，從小便對這首詩歌耳熟能詳。

我父親是一位牧師，在他剛到某浸信會教會牧會的時候，那間教會只有三十多人，規模非常小；但後來因著上帝的恩典，教會人數慢慢增長，突破了一百人、甚至兩百多人。而他確實也非常努力，除了現有的殿堂外，也在中央新村、萬芳社區分別開拓了兩間「分

堂」。在我讀小學的時候，該教會本堂的聚會人數已穩定地到達兩百多人。

當時，雖然在他任內，教會人數已從三十多人增長到兩百多人，且已另外開拓了兩間「分堂」，但他並沒有因此自滿、怠惰。在我小學時，他和同工們積極地推動了一個「333運動」，其目標是教會要努力傳福音，讓會友人數突破三百人，還要再開拓第三間分堂；且因狹小的舊堂座位有限，週日上午必須要有三堂的早崇拜，才能因應所可能達到的三百多個聚會人數，因此將此遠景定名為「333運動」。

當時，剛好教會所用的詩歌本〈頌主新歌〉中的第333首，就是這一首〈堅立在應許上〉，而這第333首詩歌也就被父親特別挑選出來，成為推動該事奉的「主題曲」，幾乎週週都唱；當時，許多長輩唱到此詩歌時，那慷慨激昂的表情，讓我至今仍在腦海中留下了鮮活的畫面。

感謝主，在我剛上國中時，我們教會就達到了「333運動」的目標！那時，是1990年代初期：教會主日聚會人數已穩定突破三百多人；也已在天母地區開拓了第三間分堂；並有了三堂的早崇拜。而在「333運動」之後的下一步，爸爸又在1990年代中、後期，開

始推動建堂，將原本已飽經歲月侵襲的磚瓦教堂，改建成一處能夠容納「一堂六百人、兩堂逾千人」的新會堂，為教會將來可能的增長預作準備。也因為「333運動」早已順利達成，因此後來就很少再唱到〈堅立在應許上〉這首「主題曲」，但這首詩歌卻已烙印在許多人的腦海裡。

讓一間教會從三十多人增長成三百多人，且分別在中央新村、萬芳、天母另拓植出三個分堂，並完成新會堂的興建，這固然是因為父親過去的積極與付出，但更多的是上帝的恩典與應許。曾有人形容「聖經是上帝寫給人類的情書」，既是情書，當中就應有許多海枯石爛的承諾了？的確，在聖經中，上帝寫給人類的承諾、應許還真是不少！聖經中多次提到祂：「必不」搖動、「必不」撤下、「必不」丟棄，以及祂「必不」輕看憂傷痛悔的心等愛的承諾。

如果我們能夠更讓信心「建立在主的應許上」，我相信我們的信心都會更穩固，更能靠主度過許多難關，更能為主做出許多的大事。

【生活中的小建議】

想一想，如果凡事能有上帝當您的後台，還有什麼好怕的？

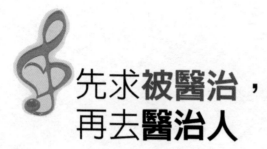

先求**被醫治**，
再去**醫治人**
——你現在已走出來了嗎？

這世間總有許多的意外。英國曾經有位名叫**露意莎**的婦人（Louisa M. R. Stead, 1850-1917），她嫁了一個好老公，生了個可愛的女兒，她非常滿足於自己的現狀。某一天，她與老公帶著當時四歲的女兒到海邊玩，忽然，她看到一個男孩溺水了，在巨浪中載浮載沉。

她趕緊告訴丈夫，丈夫二話不說，馬上跳下水救人；然而，竟一併被大浪捲走。這過程完全看在自己和四歲女兒的眼裡，一對無助的母女在岸邊痛苦地呼喊，卻挽不回這一切。

詩歌
是一種**抗憂鬱劑**

我們不難想像，一個原本幸福的家庭瞬間失去了一家之主，在經濟上、心理上的衝擊有多麼大！在心理學上，「悲傷」（Sadness）往往是一種複雜的心理狀態，包含了憂鬱、痛苦、否認、罪惡感等多種情緒或認知，會使得深陷在其中的人痛苦不已。

還好露意莎有虔誠的信仰，雖然她必定經歷過上述的歷程，但信仰讓她慢慢從創傷中走了出來。當然，她仍有許多現實的問題需要面對。

據說，曾經有一次，露意莎的家中已沒有食糧了，但露意莎憑著信心禱告，隔一天竟發現門口有一籃食物，還有一個裝著錢的信封袋！我們可以想見那樣的場景，您說那是「巧合」嗎？我卻認為必定是愛她的上帝在聽了她的禱告之後，特地感動、安排一位不具名的人士來幫助她和她女兒。面對前一晚那樣「靈驗」的祈禱，她感動得流下淚來，並寫下〈信靠耶穌真是甜美〉（Tis So Sweet to Trust in Jesus）這首詩歌，歌詞寫道：

> 信靠耶穌真是甜美，只要信靠主恩言，
>
> 只要站在主應許上，信靠主蒙福無邊。
>
> 耶穌，耶穌，何等可靠！多少事上已證明！
>
> 耶穌，耶穌，寶貴耶穌！願我信心更堅定！

這首〈信靠耶穌真是甜美〉的創作背景與心情實在難得、奇妙,因此似乎帶著一種說不出的療癒力,讓許多人聽了都感到平靜、安慰不已。

幾年以後,露意莎到南非,宣教了好長一段時間。這位歷經傷痛的婦人用她的生命故事幫助了許多人,後來還嫁給一位牧師,一起幫助了許多心靈軟弱的人。

我在大學教書,有時候會有些其他系、所的學生會跨院、跨系來修我開的某些課。由於背景差異比較大,有時候我很好奇他們來修我課的動機。而那些學生的動機也頗為多元,有的學生是說:「因為我平時喜歡看你寫的書,所以有機會也想來修你開的課。」也有的學生是認真地說:「因為我以前曾有過創傷,所以我也想走精神科或心理輔導,就特地來修你開的課。」如果是後者的理由,我有時會問那些自認受過創傷而想走精神照護工作的學生:「那麼,你現在已走出來了嗎?」

為何我要這樣問?雖說「久病成良醫」,曾有傷痛的人絕非不適合走精神科或心理輔導,甚至反而更能將心比心;但精神科或心理輔導適合「從創傷中走出來的人」,而非「心裡創傷傷口尚未癒合的人」。一個本身心裡創傷傷口尚未結疤的人,就走精神科或心理輔導,有時反而會很不穩定。的確,「傷癒的治療者」肯定會是

很棒的治療師、輔導員，因為他走過那段路，而且走出來了，他會更有同理心；但一個「帶傷的治療者」，卻可能因自己仍陷在某些自卑、哀怨、忿恨、偏激的情緒中，恐怕反而不會是好的治療師、輔導員。

容我在此誠懇、冒昧地分享：我看過不少人心底帶著某些強烈的自卑、哀怨、忿恨、偏激的情結，卻急於證明自己而從事精神治療、輔導、教牧等工作，結果後來卻往往慘不忍睹！對自己以及對自己的個案或群眾，都是一種傷害。我舉這些例子的用意不是要嘲諷那些人，只是希望這樣「雙輸」的例子不要再發生。

〈信靠耶穌真是甜美〉的作者露意莎，在人們眼裡原本只是一位平凡的家庭主婦，為什麼她能寫下療癒人心的詩歌，並成為益人心靈的傳道人？關鍵不在於她是「曾受過創傷的人」，乃是在於她是「從創傷中走出來的人」；她不是「帶傷的治療者」，而是「傷癒的治療者」。

【生活中的小建議】

本文所提到的露意莎女士，因目睹丈夫的溺斃，而經歷了極大的傷痛；在悲傷輔導上，有時「陪伴」遠比「說教」來得有用。

詩歌
是一種**抗憂鬱劑**

章後語

〈樂來越健康〉

——淺談「莫札特效應」

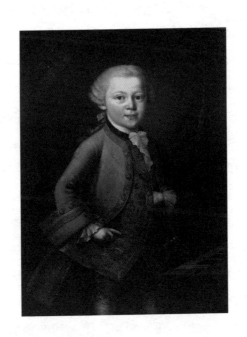

此圖為莫札特年幼的時候。莫札特，毫無疑問是人類歷史上最傑出的音樂家之一，但不知您有沒有聽過「聽莫札特音樂可以讓人的智商變高？」、「聽古典音樂可以讓肚子裡的寶寶變聰明」這樣的說法？這皆均源自於「莫札特效應」（Mozart Effect）這個看似專業的詞彙。但我不得不說，這在醫學上實在是一個美麗的誤會。

　　所謂「莫札特效應」一詞，基本上是源自在1993年美國加州大學爾灣分校的三個心理學家所做的一項研究，他們給三十六名受測者聆聽約十多分鐘的〈莫札特K448雙鋼琴奏鳴曲〉後，再給受測者做史丹佛－比奈（Stanford-Binet）智力測驗，結果發現受測者在空間概念的得分上有明顯的進步。然而，這只是一次的實驗，在樣本數與實驗設計上都還有許多討論的空間，與後來所謂的「聽莫札特音樂可以讓人的智商變高」的推論，亦還有很長的一段距離。

　　不過這個原本在醫學界不算太起眼的實驗，當它被一些記者、商人大肆渲染後，便成了日後所謂的「莫札特效應」；但後來醫學界再做過許多研究，均指出聽音樂對增加智商並沒有直接的影響。

　　因此我才會說「聽音樂可以讓人智商變高」若就醫

詩歌
是一種**抗憂鬱劑**

學的角度來看，實在是一項美麗的誤會。然而，音樂雖無法直接使人的「智商」變高，但許多詩歌的歌詞中卻蘊藏了許多「智慧」，可以讓人知道此生的方向，可以讓人少走許多冤枉路。

　　我個人覺得，「智慧」遠比「智商」要來得珍貴。您說是嗎？

精神科**治療師**的「心」處方！

過去幾年來，我在自己所專任教職的輔仁大學醫學院，以及兼課的臺灣藝術大學中國音樂系，分別開授了音樂治療的選修課，探討音樂在臨床上止痛、情緒舒緩、行為科學……等方面的應用；而往往來修課的學生於課後所給予的回饋，常令我有許多難以言喻的驚喜與感動。

雖然專職是在大學教書，但過去十年來，我的執業執照仍一直掛在醫院的精神科，且每週保持一定頻率的臨床工作，也因此常有機會親眼驗證到許多音樂在病房裡對人們正面影響的實例。

很可惜，目前台灣醫療法規中尚未有「音樂治療」

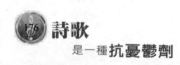

詩歌
是一種**抗憂鬱劑**

這個詞彙，亦無此項健保給付。而台灣各醫療法規中，最與音樂治療這個詞彙雷同的法源依據，在字面上應是「職能治療師法」第十二條中所提到的「娛樂治療」這項法條，亦即利用音樂、藝術、休閒⋯⋯等元素來治療病人。

過去十幾年來，健保體制內的這項法條嘉惠了無數國人，特別是在精神科領域；我個人在精神科若要執行音樂治療介入，也都是依據這條法源依據來執行相關的醫療行為。

但話又說回來，我們也許並不一定要把「音樂治療」侷限在「醫療行為」的框架內。就廣義而言，任何「可以促進身心健康的音樂活動」，都可以說是「廣義的音樂治療」；而若從這個角度來看，「詩歌」可以說是最好的音樂治療素材了！本書的許多篇章即一再說明：許多詩歌背後所帶出的生活價值觀與內在療癒力，實是最好的心靈處方。

這本書中所收錄的文章，其實並不是我在輔仁大學醫學院、臺灣藝術大學中國音樂系開授「音樂治療」選修課時的上課內容主軸，在大學裡的授課內容仍以音樂用於止痛、復健、情緒控制⋯⋯為主。本書中所提到的這些例子，比較是我上該門課時講過的一些有趣「花

「絮」，但這些花絮卻也為該門選修課增添了不少趣味與省思。

希望大家會喜歡這本《詩歌，是一種抗憂鬱劑》。不談高深的「樂理」，也不多談嚴肅的醫學、藥學，而是暢談幸福人生的「態度」！

甚願大家幸福美滿。

參考文獻

一、國外期刊：

Huang, R. H., & Shih, Y. N. (2011). **Effects of Background Music on concentration of Workers**. *WORK: A Journal of Prevention, Assessment, & Rehabilitation,* 38(4), 383-387。

Patel, A. D. (2003). **Language, music, syntax and the brain**. *Nature Neuroscience,* 6(7), 674-681.

Shih, Y. N., Chiang, H. S.（2004）. **Effects of Different Musical Wave Types on the EEG: A Pilot Case Study**. Fu-Jen Journal of Medicine, 2(3),2 13-218.

Shih, Y. N., Huang, R. H., & Chiang, H. S.（2009）. **Correlation between Work Concentration Level and Background Music: a pilot study**. *WORK: A*

Journal of Prevention, Assessment, & Rehabilitation, 33(3), 329-333.

Shih, Y. N. , Huang, R. H., & Chiang, H. Y. (2012). **Background Music**: **Effects on Attention Performance**. *WORK: A Journal of Prevention, Assessment,& Rehabilitation*, 42(4), 573-578.

Zatorre, R. (2005). **Music, the food of neuroscience**? *Nature,* 434(7031), 312-315.

二、國內期刊：

吳佳純、施以諾（2009）。臺灣近十年音樂治療論文分析：以1999年到2008年為例。*臺灣老人保健學刊*，5(2)，93-104。

施以諾、章華、林宛儀（2010）。音樂治療在精神科日間病房之療效因子研究。*團體心理治療學刊*，16(3)，5-14。

施以諾、蘇怡如、吳佳慧（2005）。鋼琴活動應用於職能治療之質性研究——個案報告。*輔仁醫學期刊*，3(1)，1-7。

施以諾、蘇逸珊（2007）。音樂治療與老人照護。*台灣老人保健學刊*，3(2)，62-72。

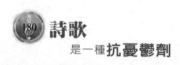

施以諾、駱天惠（2008）。日本加賀谷式音樂療法在健康照護之運用。*台灣職能治療研究與實務雜誌*，4(1)，27-33。

許育銓、施以諾、陳美伶、謝弘一、林宛儀（2010）。音樂偏好與華人心理健康之相關性─以大學生為對象之前趨研究。*輔仁醫學期刊*，8(3)，145-152。

張怡蓁、施以諾、張儷瓊、江心瑜（2012）。醫院環境中的背景音樂對於民眾等候時間知覺的影響。*醫院*，45(1)，1-8。

三、中文書目：

李景行（1979）。音樂與崇拜。台北：中華民國聖樂促進會。

姜建邦（1981）。聖詩史話。香港：浸信會出版社。

施達雄（1969）。詩歌中的信息。香港：浸信會出版社。

陳茂生（2005）。天籟傳真情。台北：雅歌出版社。

四、網站資料：

顧明明。古今聖詩漫談。2012年8月15日，取自谷區國語浸信會網頁：http://www.mbcsfv.org/chinese/library/hymncampanions/

詩歌
是一種**抗憂鬱劑**

心靈勵志系列9

詩歌，是一種抗憂鬱劑
——40帖帶來幸福的心靈處方

作　　者：施以諾
編　　輯：馮眞理
封面設計：郭秀佩
版型設計：林朋
封面攝影：劉士瑜

出版發行：主流出版有限公司 Lordway Publishing Co. Ltd.
出 版 部：臺北市南京東路五段 389 巷 5 弄 5 號 1 樓
電　　話：(02) 2766-5440
傳　　眞：(02) 2761-3113
電子信箱：lord.way@msa.hinet.net
劃撥帳號：50027271
網　　址：www.lordway.com.tw

經　　銷：
紅螞蟻圖書有限公司
台北市內湖區舊宗路二段121巷19號
電話：(02) 2795-3656　傳眞：(02) 2795-4100

華宣出版有限公司
新北市中和區連城路 236 號 3 樓
電話：(02) 8228-1318　傳眞：(02) 2221-9445

2013年9月　初版1刷
2023年11月　初版13刷
書號：L1302
ISBN：978-986-89894-0-5（平裝）
Printed in Taiwan

國家圖書館出版品預行編目資料

詩歌，是一種抗憂鬱劑：40帖帶來幸福的心
　靈處方 / 施以諾著. -- 初版. -- 臺北市：主流，
　2013.09
　　面；　公分. -- (心靈勵志系列；9)

　ISBN 978-986-89894-0-5（平裝）

　1. 音樂治療

418.986　　　　　　　　　　102017133